AF250723

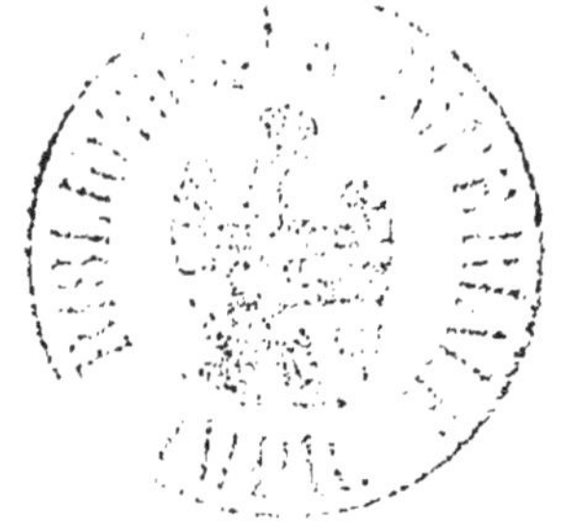

RECHERCHES NOUVELLES

SUR

LA NATURE ET LE TRAITEMENT

DU

CANCER DE L'ESTOMAC.

RECHERCHES NOUVELLES

SUR

LA NATURE ET LE TRAITEMENT

DU

CANCER DE L'ESTOMAC.

PAR RÉNÉ PRUS,

DOCTEUR EN MÉDECINE, ANCIEN OFFICIER DE SANTÉ DES ARMÉES, PENSIONNAIRE DE L'ÉTAT, MEMBRE DE LA SOCIÉTÉ DE MÉDECINE DE PARIS ET DE LA NOUVELLE SOCIÉTÉ D'INSTRUCTION MÉDICALE.

> Les éléments des constitutions, des dispositions cancéreuses, tuberculeuses, etc., nous sont entièrement inconnus. Y a-t-il là altération du système nerveux, altération des liquides, ou tout autre état anormal des éléments composant l'organisme ? C'est ce qu'il faut rechercher maintenant.
>
> *(Journal des progrès des sciences et institutions médicales.* 1827·

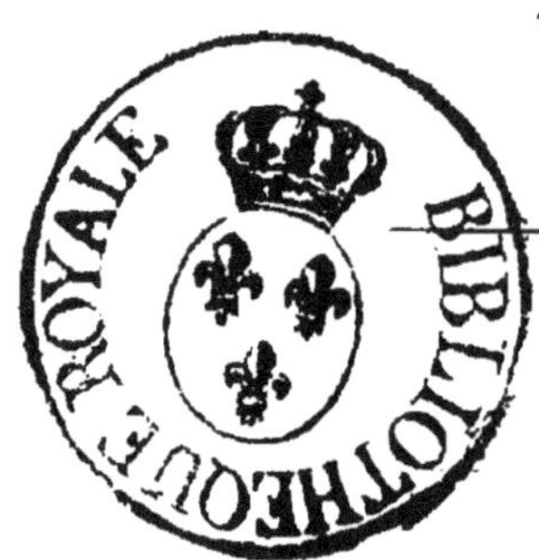

A PARIS,

CHEZ J.-B. BAILLIÈRE,

LIBRAIRE DE L'ACADÉMIE ROYALE DE MÉDECINE,
RUE DE L'ÉCOLE DE MÉDECINE, Nº 13 BIS ;

LONDRES, MÊME MAISON,
3, BEDFORD STREET, BEDFORD SQUARE ;

BRUXELLES, AU DÉPOT DE LA LIBRAIRIE MÉDICALE FRANÇAISE.

1828.

NOTICE HISTORIQUE

ET

CONSIDÉRATIONS PRÉLIMINAIRES.

Lorsqu'on se demande d'où nous viennent les vérités qui constituent la science médicale, on ne tarde pas à reconnaître que ces vérités découlent de deux sources, de l'observation et du raisonnement. Les faits recueillis par l'observation, c'est-à-dire par l'application active des sens, sont des vérités de tous les temps. Les vérités de raisonnement, au contraire, ne sont, en quelque sorte, que provisoires : ne pouvant exprimer que les ressemblances et les différences saisies entre les faits connus ; ne pouvant que nous apprendre les conséquences que l'esprit a déduites de ces premiers jugements, elles doivent nécessairement varier à mesure que le nombre des faits augmente, ceux-ci paraissant quelquefois contraires, mais étant toujours plus ou moins dissemblables. De là l'imperfection de la médecine; de là aussi sa perfectibilité. Quand les faits se multiplient, quand ils sont mieux observés, la théorie devient plus complète, plus exacte, plus digne de nous guider dans l'emploi des moyens thérapeutiques.

Très heureusement, les maladies que nous traitons avec le plus de succès, sont, en général, celles dont la théorie est plus avancée. Nous devons espérer que les autres deviendront moins rebelles à nos médications, à mesure que leur théorie recevra des améliorations.

Il est donc utile, il est donc nécessaire de soumettre de temps en temps à un nouvel examen chacune de nos affections, pour voir si la doctrine admise à son égard ne doit pas éprouver des modifications en rapport avec les progrès des sciences dont ressortent les notions à l'aide desquelles nous l'avions établie; mais cette utilité, cette nécessité se font surtout sentir à l'égard des maladies réputées incurables.

A ce titre, la théorie du cancer de l'estomac ne peut que gagner à être revisée.

Le moment actuel me semble d'autant plus opportun pour cette révision, que des travaux récents d'anatomie pathologique ont fourni des matériaux importants pour la connaissance de cette terrible maladie, et que, comme nous allons le voir, il ne faut que parcourir sommairement l'histoire du cancer de l'estomac, pour se convaincre que la doctrine de cette affection a subi des révolutions en rapport avec les progrès de l'anatomie normale et pathologique.

Hippocrate, privé des lumières de cette science, s'occupait moins du siége et de la cause organique des maladies que de leurs symptômes, de leur marche et de leur terminaison. Mais, il faut l'avouer à sa gloire, la seule observation des phénomènes extérieurs lui a fourni les éléments nécessaires pour nous donner une peinture fidèle d'un grand nombre de maladies. Voici comme il décrit le cancer de l'estomac, sous le nom de μελαινα, c'est-à-dire sous le nom d'un de ses symptômes les plus fréquents : « Le malade devient d'un rouge noir ; il
» est exténué ; ses yeux sont d'un vert pâle ; sa
» peau s'amoindrit ; ses forces se perdent, et plus
» son mal dure, plus son état empire ; il vomit
» en tout temps, rendant une matière claire,
» comme distillée, à peu près dans la quantité de
» deux *brochtus* ; souvent il rejette des matières
» alimentaires, et avec elles aussi de la bile et
» de la pituite (1). »

Frappé du vomissement noir, Hippocrate regarde la maladie qu'il décrit comme produite par l'atrabile.

Galien, qui cultiva l'anatomie et surtout sut profiter des travaux d'Hérophile et d'Érasistrate, dit

____

(1) *De Morbis*, lib. ii, sect. 5, pag. 487, edente Foës.

1*

qu'il naît quelquefois une verrue, ou même une tumeur charnue qui gêne ou interrompt le passage des aliments (1). Ces expressions nous portent à penser que le médecin de Pergame a réellement vu des estomacs atteints de cancer.

Cependant il répète, avec Hippocrate, que cette affection est due à l'atrabile.

Au rapport de Marcellus Donatus (2), les médecins arabes, parmi lesquels on cite surtout Avenzoar, signalèrent aussi la présence de certaines excroissances dans l'estomac. Mais ne doit-on pas penser qu'en rapportant ce fait dans leurs ouvrages, ils se sont bornés à copier Galien ? On sait, en effet, que jusqu'à Vésale, c'est-à-dire jusqu'au premier tiers du seizième siècle, les opinions de Galien régnèrent si despotiquement, que le maître de Vésale, Sylvius, trouvant que certaines parties du corps, disséquées par lui, n'étaient pas telles que Galien les avait décrites, préféra déclarer que la structure de l'homme était changée, plutôt que d'admettre que l'oracle de Pergame se fût trompé (3). Nous ne devons donc pas nous étonner si, pendant les siècles de barbarie du moyen âge, personne ne s'avisa de

---

(1) Galien, liv. iii.

(2) *De Med. Hist. mirab.*, lib. iii, cap. v.

(3) Sprengel, *Histoire de la médecine.*

contester à l'atrabile la puissance, qu'Hippocrate et Galien lui avaient attribuée, de produire le cancer de l'estomac.

L'ardeur qui, au seizième siècle, se manifesta de toutes parts pour les études anatomiques, amena les plus belles découvertes, et entre autres celle des vaisseaux lymphatiques. Au mois d'avril 1652, Olaüs Rudbeck en fit publiquement une description, que Bartholin publia sous son propre nom le mois suivant.

Bientôt des médecins, parmi lesquels vint, un siècle après, se ranger Boërhaave, rapportèrent le cancer de l'estomac à l'altération, à l'épaississement de la lymphe.

Cependant un grand nombre d'auteurs avaient recueilli des observations de cancer de l'estomac, suivies de l'ouverture des cadavres. Lieutaud, Haller, Storck, Stoll, en fournissent de nombreux exemples. Enfin parut l'immortel ouvrage de Morgagni, dans lequel on trouve des histoires complètes de malades affectés du cancer de l'estomac. Morgagni ne laisse rien à désirer sous le rapport des détails de la maladie, ni sous celui de la dimension, de la couleur, de la consistance des lésions anatomiques.

Quant à la doctrine admise par lui, relativement au cancer de l'estomac, il suffit de lire avec attention la vingt-neuvième et la trentième lettre de son excellent recueil, pour voir que cette maladie était pour lui tantôt un ulcère de mauvaise nature, tantôt une excroissance développée sur un ulcère, ou née à la manière des verrues qui se remarquent si fréquemment sur la peau.

Très probablement il n'y aurait que bien peu de choses à ajouter à ce qu'a dit Morgagni, si Bichat ne nous eut appris à voir dans nos organes les différents tissus qui les composent. Cette belle et grande observation, qui devait produire tant de changements dans la science, ne fut cependant pas appliquée de suite au perfectionnement de l'anatomie pathologique et de la théorie du cancer de l'estomac.

Corvisart et ses nombreux élèves ouvrirent un grand nombre de sujets morts de cette maladie. Mais, à de légères exceptions près, ils ne firent que confirmer les descriptions données par Morgagni. En 1808, Chardel publia sa Monographie des dégénérescences squirrheuses de l'estomac, monographie dans laquelle il réunit un grand nombre d'observations de squirrhes et de cancers du cardia, du corps de l'estomac et du pylore. Chardel n'ajouta rien à ce que l'anatomie pathologique avait appris sur ces maladies. Il se contenta de constater à chaque ouverture quel était le lieu occupé par la tumeur cancéreuse, si cette lésion étoit avec ou sans ulcération.

Selon Chardel, les causes occasionélles du cancer de l'estomac sont des irritants animaux, mécaniques ou chimiques; la cause prédisposante est un état particulier du système lymphatique.

Le même auteur remarque que certains vomissements spasmodiques simulent parfaitement un cancer de l'estomac.

Pour combattre utilement cette maladie, il conseille de l'attaquer dès son début, soit par des antiphlogistiques, soit par des dérivatifs, pour détruire l'inflammation qui menacerait de produire l'engorgement des vaisseaux capillaires et lymphatiques. Si on peut supposer l'action d'un principe dartreux, psorique, rhumatismal, etc, il emploie un vésicatoire placé sur la région épigastrique. Dans tous les cas, il cherche à modifier localement et généralement le système lymphatique, par l'administration des toniques qui lui paraissent le mieux indiqués. Enfin, quand le squirrhe est formé, il renonce à tout traitement curatif pour se borner à l'emploi des calmants, des apéritifs et de légers minoratifs.

Un autre élève de Corvisart, Laënnec, crut avancer beaucoup la doctrine du cancer de l'estomac comme celle des cancers de toutes les parties qui en sont susceptibles, en considérant les masses squirrheuses et encéphaloïdes comme des matières tout-à-fait étrangères à l'économie, dans laquelle elles viennent se former de toutes pièces. Il les regarda comme douées d'une vie propre, qu'il divisa en deux périodes, celle de crudité et celle de ramollissement.

MM. Bayle et Cayol (1) admirent l'opinion de Laënnec, et cherchèrent à la confirmer par leurs propres observations. Personne ne mit en doute un fait montré chaque jour à l'ouverture des cadavres, je veux dire l'existence de tumeurs présentant tous les caractères assignés à ce qu'on appelait les tissus squirrheux et encéphaloïde. On n'attaqua pas davantage l'interprétation de ce fait donné par des hommes qui, les premiers, avaient élevé l'anatomie pathologique au rang d'une science indépendante.

La doctrine professée par les auteurs que je viens de citer régna donc non-seulement en France, mais aussi dans toute l'Europe, jusqu'à ce que M. Broussais soutint que le cancer n'était que l'engorgement des vaisseaux capillaires et lymphatiques. Plus tard, il renonça à cette opinion, qui n'était qu'une simple hypothèse, déjà mise en avant par Chardel. Il a écrit, depuis (2) que les altérations organiques connues sous les noms de squirrhe et d'encephaloïde ne sont que l'effet

---

(1) Article *Cancer* du *Dictionnaire des Sciences médicales*.
(2) Broussais, *Phlegmasies chroniques*, pag. 22, édition de 1822.

d'une affection des tissus, d'où résulte l'accumulation, dans les mailles du réseau cellulaire, d'une matière concrète, dont les propriétés physiques variables constituent tantôt des pelotons jaunes graisseux, tantôt des masses fibrineuses, albumineuses, caséiformes; tantôt des fluides mielleux, gélatineux, etc.

Si l'assertion de M. Broussais ne convient pas à tous les cancers, au moins est-il certain qu'en la publiant, il ramena les esprits vers l'étude des tissus considérés dans l'état pathologique, étude indiquée par Bichat, et dont l'école de Corvisart nous avait éloignés.

Depuis, un auteur qu'une célébrité aussi précoce que justement acquise vient d'appeler à prendre rang parmi les professeurs de la Faculté de médecine de Paris, a changé la face de l'anatomie pathologique, en prouvant que, par une investigation minutieuse des lésions anatomiques, on pouvait, le plus souvent, suivre isolément les altérations de chacun des tissus qui entrent dans la composition de nos organes, et quelquefois même les modifications que subissent les éléments anatomiques de ces différents tissus. Déjà la doctrine d'un grand nombre de maladies a reçu de vives lumières de ces recherches; le cancer de l'estomac, en particulier, étudié dans chacune des membranes et couches cellulaires de ce viscère, étudié dans chacun

des éléments anatomiques de ces parties , paraît
une maladie toute différente de celle dont Laënnec,
Bayle et M. Cayol nous avaient donné l'idée.

Il est vrai qu'avant M. Andral, quelques auteurs
avaient cru pouvoir établir que tel ou tel tissu, tel
ou tel élément anatomique était plus particulièrement affecté dans le cancer de l'estomac ; ainsi,
Chardel, se fondant, non sur l'observation directe,
mais sur une suite de raisonnements plus ou moins
plausibles , avait cru devoir placer le siége
exclusif du cancer dans les vaisseaux lymphatiques.

Le docteur Dejaër , cité par l'auteur que je
viens de nommer, s'est livré à des recherches qui
devaient avancer la science et qui cependant sont
restées stériles. « Les parois de l'estomac, dit cet
» habile observateur, offraient les altérations sui-
» vantes, dans plusieurs squirrhes qui, du pylore,
» allaient en diminuant du côté opposé. On isola
» d'abord les trois tuniques du ventricule, en
» commençant la dissection par la portion saine.
» La membrane muqueuse s'épaississait et ne tar-
» dait pas à contracter des adhérences avec la
» membrane musculaire ; le tissu cellulaire qui la
» sépare de celle-ci et de la séreuse ; devenait le
» siége de la dégénération , et écartait, en s'engor-
» geant , les fibres de la tunique musculaire , qui
» néanmoins restaient long-temps visibles ; la tuni-

» que séreuse s'unissait ensuite intimement au
» tissu cellulaire malade, tout en conservant à
» l'extérieur le poli et le brillant qui la distinguent.
» A mesure que la dissection s'approchait du
» pylore, l'estomac prenait plus d'épaisseur, ce
» qui provenait surtout de l'engorgement du tissu
» cellulaire. Les fibres de la tunique musculaire
» restaient encore distinctes, mais extrêmement
» séparées et beaucoup plus pâles que dans l'état
» naturel, bien au-delà du point où la séparation
» des tuniques de l'estomac devenait impossible.
» Enfin, la membrane muqueuse s'ulcérait. »

Ce qu'a dit le docteur Dejaër est l'expression de la vérité, sinon dans tous les cas de cancer du pylore, au moins dans un grand nombre d'entre eux.

Plus récemment, M. Louis a publié sur les altérations des membranes et couches cellulaires de l'estomac, et notamment sur les membranes musculaires et muqueuse, des mémoires fort importants.

M. le professeur Cruveilhier (1) a conclu de recherches curieuses, que le tissu cellulo-fibreux semblait être le siége exclusif du cancer, dans l'estomac comme dans les glandes, comme dans toutes les parties où on l'observe.

____

(1) *Nouvelle Bibliothèque médicale*, janvier et février 1827.

Quelque grand que soit le mérite des recherches particulières que je viens de rapporter, il n'en est pas moins incontestable que c'est à M. Andral qu'était réservée la gloire d'embrasser le sujet dans toute son étendue, en suivant pour le cancer de l'estomac la marche adoptée par lui pour chaque lésion organique, c'est-à-dire en faisant, le scalpel à la main, la part que prend au désordre général chaque membrane, chaque couche cellulaire, chaque élément anatomique.

Des progrès aussi remarquables dans la description anatomique du cancer de l'estomac, devaient en amener de non moins sensibles dans la pathologie et la thérapeutique de cette maladie. Bien pénétré de cette idée, je me suis efforcé d'appliquer à la théorie et au traitement des tumeurs cancéreuses de l'estomac les lumières nouvellement acquises sur leur composition. Dans ce but, j'ai vérifié les résultats obtenus, en tâchant de les étendre, lorsque l'occasion favorable s'est offerte. Je ne crois avoir rien négligé pour obtenir de l'anatomie pathologique tous les renseignements qu'elle pouvait nous fournir pour éclairer la doctrine du cancer de l'estomac. Mais, d'un autre côté, je me suis tenu en garde contre les conséquences exagérées que quelques personnes tirent des faits appartenant à cette science. La pathologie s'appuie sur elle ; mais elle ne lui est pas entièrement subordonnée. Il en est de même de la thérapeutique. L'anatomie pathologique, la pathologie et la thérapeutique doivent toutes trois concourir au même but. Lorsqu'elles paraissent se contredire, en nous donnant de telle ou telle maladie des idées opposées, la contradiction n'est qu'apparente, et un examen attentif fait reconnaître qu'on avait tiré des conclusions trop générales de faits empruntés à l'une ou à l'autre. En restreignant ces conclusions dans de justes limites, on voit que, loin de se nuire réciproquement, ces trois parties d'une même science se prêtent un mutuel appui.

Tel est l'esprit qui me dirigera dans le travail auquel je vais me livrer.

Un grand nombre de questions peuvent être élevées relativement à la doctrine du cancer de l'estomac. La première est celle-ci : Existe-t-il quelque différence entre le cancer de l'estomac et la gastrite chronique, sous le rapport des lésions anatomiques, des causes, des symptômes et du traitement ? Je connais un grand nombre de médecins qui vont me répondre qu'il ne peut exister aucun doute à ce sujet. Mais interrogeons-les, et nous ne tarderons pas à reconnaître que quelques-uns d'entre eux donnent une solution directement opposée à celle que les autres soutiennent, avec une assurance non moins imperturbable. Il est donc nécessaire de rechercher avec soin de quel côté est la vérité.

A la question principale que nous avons indiquée, s'en rattachent d'autres qu'il faudra traiter, ou avant, ou en même temps qu'elle. Ainsi nous ne pourrons employer le mot de cancer de l'estomac qu'après avoir dit ce qu'il signifie pour nous. Il nous importera aussi de rechercher quel est le siége de cette maladie, quelle est sa composition, quel est son mode de production, etc., etc.

Sans nous arrêter, d'une manière spéciale, sur chacun de ces points, nous les traiterons en établissant tous les faits qui constituent la doctrine du cancer de l'estomac. La connaissance de tous ces faits nous est indispensable pour traiter convenablement la question que nous regardons comme capitale en ce moment. Pour pouvoir déterminer quelles sont les différences qui existent entre le cancer de l'estomac et la gastrite chronique, ou bien si ces deux affections sont identiques, il faut les comparer. Pour ne tirer de cette comparaison que des conséquences rigoureuses, il faut connaître, aussi parfaitement que possible, les deux termes de comparaison. Mon premier soin sera donc d'étudier avec exactitude les désordres anatomiques, les causes, les symptômes, le traitement des maladies désignées sous le nom de cancer de l'estomac, cherchant, autant que la chose me sera possible, à faire ressortir la part que prend chacune des parties constituantes de l'organe dans la manifestation des symptômes, dans l'influence qu'il reçoit des causes et des moyens thérapeutiques. Faisant ensuite le rapprochement des lésions anatomiques, des causes, des symptômes, du traitement de la gastrite chronique, généralement connue aujourd'hui, il me sera facile de constater l'identité ou la différence de ces maladies.

Ajoutons que pour faciliter, ou plutôt pour rendre possible la connaissance des altérations organiques qu'entraîne à sa suite le cancer de l'estomac, altérations qui ne sont que des modifications des différentes membranes et couches cellulaires qui entrent normalement dans la composition de ce viscère, il est indispensable de jeter un coup-d'œil sur ces membranes et ces couches cellulaires considérées dans l'état sain.

D'après toutes ces considérations, je crois devoir diviser ce Mémoire en cinq chapitres, qui seront consacrés, le premier à la définition du mot cancer de l'estomac, le second à l'exposition des tissus qui entrent dans la composition de ce viscère et des éléments anatomiques dont sont formés ces tissus, le troisième à l'anatomie pathologique du cancer de l'estomac, le quatrième à l'examen des causes, des symptômes et du traitement de

la maladie ; la comparaison du cancer de l'estomac et de la gastrite chronique formera le cinquième chapitre. Je terminerai par quelques considérations sur le siége de la diathèse cancéreuse
et enfin par des conclusions qui seront le résumé
de ce travail.

CHAPITRE PREMIER.

Définition du cancer de l'estomac.

Toute définition de maladie repose, soit sur la connaissance de la lésion anatomique qui la détermine, l'accompagne ou la suit, soit sur les symptômes par lesquels elle se manifeste à nos sens.

Laënnec, Bayle et M. Cayol ont cru donner la définition anatomique du cancer, en disant que, quel que fût le point de l'économie qu'il occupât, il était toujours composé du tissu squirrheux ou encéphaloïde. Nous verrons, en examinant ce que sont ces deux tissus, dits *accidentels*, pour quelle raison cette définition n'est pas admissible ; nous verrons, de plus, que certaines affections, non cancéreuses, comme les tumeurs blanches des articulations, présentent toutes les variétes d'aspect de ce qu'on a appelé tissus squirrheux et encéphaloïde, tandis que les cancers plats de la peau ne nous offrent rien de semblable. Ainsi, quand on pourrait accorder que toutes les tumeurs cancéreuses présentent une ou plusieurs des variétés des prétendus tissus squirrheux ou encéphaloïde, il serait plus certain encore que toutes ces variétés

existent dans des maladies qui ne sont pas cancéreuses. La présence du tissu squirrheux ou encéphaloïde dans un organe n'est donc pas une
preuve certaine que cet organe soit cancéreux.

M. Broussais, comme nous avons déjà eu occasion de le dire, regarde le cancer de l'estomac
comme résultant du dépôt d'une matière concrète,
dont les propriétés physiques sont variables ; dépôt
fait dans les mailles du tissu cellulaire, par suite
de l'affection des autres tissus composant l'organe.
Mais on peut objecter à M. Broussais, que dans
un certain nombre de tumeurs cancéreuses de
l'estomac, on trouve les couches cellulaires dans
l'état normal, tandis que la membrane musculaire
ou la membrane muqueuse est isolément altérée.

M. Bouillaud (1) regarde le cancer de l'estomac
comme offrant les mêmes lésions que la phlegmasie chronique de ce viscère, dont il est toujours
une suite, une terminaison ou un effet. Si nous
adoptions, en ce moment, la manière de voir du
savant et spirituel auteur que je viens de citer, la
question que nous nous sommes plus particulièrement proposé de résoudre serait résolue. Deux
réflexions suffiront pour nous faire sentir combien,
en agissant ainsi, nous prendrions un parti pré-

____

(1) *Journ. complém. du Dictionn.* des sciences *médicales*, août,
1827.

maturé. La première, c'est que plusieurs causes pouvant produire le même effet, l'effet peut être identique et la cause différente : il faudra donc chercher si une autre cause que la phlegmasie chronique de l'estomac ne peut pas produire les lésions anatomiques observées après cette maladie, ou au moins la plupart d'entre elles. Une considération non moins importante, et que nous ne devons pas non plus perdre de vue, c'est que, quand bien même il faudrait rapporter à une phlegmasie de l'estomac les altérations pathologiques décrites comme appartenantes au cancer de cet organe, on devrait encore s'assurer si la phlegmasie chronique, dont nous supposons l'existence constante, n'est pas quelquefois elle-même la suite d'une autre maladie qui n'aurait pas laissé de traces sensibles. L'anatomie pathologique, dit Bayle, en nous faisant saisir la cause de la mort, nous laisse souvent dans une ignorance complète sur la cause de la maladie. On ne saurait trop remarquer que ces deux causes sont souvent distinctes.

En rapportant les définitions proposées pour le cancer de l'estomac, j'ai indiqué quelques-unes des raisons pour lesquelles je ne pouvais admettre aucune d'entre elles. Au reste, les propositions sur lesquelles elles reposent, doivent toutes être examinées. Qu'elles soient vraies ou qu'elles soient fausses, nous devons suspendre notre jugement à leur égard. Dans ce cas, commencer par définir, ce serait commencer par conclure.

Mais, si nous ne pouvons établir une définition sur les altérations pathologiques, sans préjuger des questions qui seront agitées plus tard, ne pouvons-nous pas, à l'aide des symptômes, caractériser le cancer d'estomac?

Nous devons dire, par anticipation, que les symptômes locaux fournis par un estomac cancéreux se retrouvent dans d'autres maladies de ce même organe, qui ne sont nullement cancéreuses.

Quant aux symptômes généraux, il en est quelques-uns qui, se montrant presque constamment dans les affections cancéreuses, ont paru pouvoir servir à les distinguer. Tels sont l'aridité de la peau, sa couleur jaune terne, le froncement des téguments du front vers la racine du nez, une grande irritabilité du système nerveux, annoncée par des douleurs vagues, de l'insomnie, etc. Malheureusement tous ces symptômes peuvent exister sans cancer, et on trouve tous les jours, en l'absence de ces symptômes, des maladies que leurs causes, leur marche, leur terminaison et les lésions anatomiques portent à regarder comme cancéreuses.

On conçoit facilement, d'après cet exposé, pourquoi on ne peut pas donner une bonne définition du cancer d'estomac : c'est parce qu'il n'est pas suffisamment caractérisé ni par les lésions anatomiques, ni par les symptômes.

Dans cet état de choses, si, lors de la formation d'une maladie cancéreuse de l'estomac, et alors seulement on pouvait coustater une disposition particulière de l'économie, il semblerait que nous aurions un moyen de sortir d'embarras. Or, il est bien vrai qu'il existe une différence entre ces deux individus, qui, soumis aux mêmes causes occasionelles, ont, l'un un cancer, l'autre une maladie quelconque non cancéreuse. Mais cette diathèse, dont l'existence est incontestable, et qui préexiste au cancer comme la cause à l'effet, ne se manifeste, à nous par aucun signe. Ce n'est que ce qu'on a appelé la diathèse consécutive ou la cachexie, qui, accompagnant le développement du cancer, se fait apercevoir par les symptômes généraux que nous avons indiqués, mais qui sont inconstants et équivoques. On a donné comme signe plus caractéristique d'une tumeur cancéreuse, l'apparition de celle-ci après l'ablation d'une tumeur d'un aspect semblable située dans un autre point de l'économie. Ce signe, qui ne pourrait jamais être pathognomonique, n'existant pas le plus souvent, les symptômes locaux et généraux ne nous donnant que des probabilités, les lésions anatomiques ne nous conduisant pas à plus de certitude, on ne peut se refuser à conclure que, dans l'état actuel de la science, il est presque toujours impossible de distinguer un véritable cancer de plusieurs affections qui peuvent le simuler parfaitement. Si nous pouvions parvenir à connaître le tissu primitivement et principalement affecté dans les maladies cancéreuses, nous aurions acquis une donnée bien précieuse pour les caractériser et pour sortir d'un vague aussi préjudiciable à la pratique que fatiguant pour des esprits sévères.

Quoi qu'il en soit, voulant dès à présent préciser le sens que je donnerai aux mots *cancer de l'estomac* dans le cours de ce Mémoire, je préviens que, selon l'usage, je désignerai sous cette dénomination toutes les altérations organiques de l'estomac, qui, présentant l'aspect décrit, et connu sous le nom de tissu squirrheux ou encéphaloïde, sont présumées être cancéreuses, quoiqu'un grand nombre d'entre elles ne soient réellement pas telles. Plus tard, lorsque je chercherai à établir la théorie et le traitement du cancer de l'estomac, j'aurai grand soin de distinguer des maladies qui n'offrent qu'une ressemblance apparente. Je donnerai alors le nom de *cancer confirmé* à celui que je regarderai comme essentiellement lié à une diathèse cancéreuse.

Je termine ici ces généralités. S'il est indispensable en médecine , plus peut-être que dans toute autre science, de bien convenir du sens des mots dont on se sert, il n'est pas moins utile d'étudier minutieusement l'organisation normale des viscères dont on veut apprécier les maladies. Hâtons-nous donc de commencer notre second chapitre.

CHAPITRE II.

Description anatomique des membranes et couches cellulaires de l'estomac, des vaisseaux sanguins, des vaisseaux lymphatiques et des nerfs de ce viscère.

Plus on se livre à l'anatomie pathologique, plus on éprouve le besoin de pénétrer plus avant dans la connaissance de la composition et de l'arrangement des différents tissus qui constituent nos organes dans l'état sain. Ce n'est qu'appuyés sur l'étude de l'anatomie normale des tissus, que nous pouvons nous élever à la connaissance de leur anatomie pathologique, de cette science dont les progrès inespérés rappellent des services importants récemment rendus à la médecine. La distinction des divers éléments anatomiques du foie, et surtout celle d'une substance rouge et d'une substance blanche, n'a-t-elle pas produit, relativement à sa pathologie, des résultats auxquels on ne s'attendait pas, il y a quelques années? N'est-ce pas à la connaissance plus parfaite de l'anatomie des tissus de la rate qu'il faut rapporter la clarté qui vient d'être jetée sur les altérations nombreuses qu'elle présente, soit dans les mailles fibreuses qui en forment la trame, soit dans le sang plus ou moins coagulé, plus ou moins altéré, qui est épanché dans ce réseau solide? On peut en dire autant du canal intestinal, des poumons, du cœur, des artères, des veines, des nerfs. Qui peut douter que les premiers pas vers le perfectionnement de l'anatomie pathologique du cerveau et de la moelle épinière dépendent d'une connaissance plus parfaite des divers éléments qui les composent, autant que de celle des rapports de continuité ou de contiguité de leurs diverses parties? La doctrine médicale la plus durable sera celle qui, n'étant que l'expression sévère de tous les faits bien généralisés, sera basée sur la connaissance approfondie des différents tissus qui composent chacun de nos organes (1).

---

(1) Je crois nécessaire de développer ma pensée :

De la combinaison diverse des tissus qui entrent dans la composition de l'économie animale résultent nos organes, nos appareils fonctionnels. Le jeu varié de ces tissus, excités par des causes externes ou internes, manifeste leurs propriétés physiques, chimiques et vitales. L'action normale des tissus est la santé. A celle-ci succède la maladie, toutes les fois que cette action est affaiblie, augmentée ou pervertie. La maladie ne peut avoir lieu sans une altération organique, qui serait toujours sensible si nos moyens d'investigation étaient assez perfectionnés. La thérapeutique a pour but de ramener les tissus à leurs conditions ordinaires, quand ils n'ont pas subi des altérations trop profondes. Dans cette manière de considérer la science médicale, tout se tient, tout s'enchaîne. La connaissance de la cause apprend l'effet qui va en résulter, et réciproquement l'effet confirme la cause ou la fait deviner. Si je ne me trompe, c'est là le beau idéal de la médecine physiologique.

Pour que ce système soit aussi solide et aussi fécond qu'il paraît au

On ne s'étonnera donc pas si, avant de signaler les changements variés que subissent, dans le cas de cancer, les membranes et les couches cellulaires de l'estomac, je les observe un moment dans leurs

---

premier abord simple et séduisant, il faudrait commencer par faire connaître parfaitement les tissus qui composent nos organes. C'est une étude qui est loin d'être achevée. Le nombre de ces tissus n'est pas même encore bien déterminé.

Il faudrait s'assurer qu'aucune des propriétés physiques, chimiques et vitales des tissus vivants ne nous est inconnue. C'est ce qu'il est impossible de faire. La découverte récente et bien imprévue des phénomènes de l'endomose et de l'exosmose, en nous montrant une qualité inconnue des membranes vivantes, doit nous rendre bien réservés à cet égard.

Les propriétés et les qualités des fluides vivants (qu'on a passés sous silence) ne font que commencer à être entrevues. Qui aurait pu deviner, par exemple, ce que viennent de nous apprendre les expériences du professeur Bellingeri, savoir, que l'électricité du sang veineux est en général un peu supérieure, quelquefois égale, mais jamais inférieure à l'électricité du sang artériel?

Qui connaît le rôle des fluides impondérables dans le corps vivant ?

On n'a pas établi non plus, ce qui cependant était capital dans la question qui nous occupe, que l'ouverture des cadavres montrât le plus souvent des altérations organiques en rapport exact avec les troubles fonctionnels. Le contraire est avéré pour nos différents tissus, mais surtout pour le système nerveux, dont l'organisation ne nous explique nullement les nombreuses fonctions.

Cet aperçu suffit pour nous faire sentir que nous ne connaissons pas encore assez ni nos tissus, ni nos liquides, ni leurs propriétés et qualités, pour pouvoir tenter de tout coordonner, de tout expliquer, sans risquer de tout fausser et de tout compromettre.

D'un autre côté, les nombreuses lacunes que nous présentent l'a-

conditions normales, sous le triple rapport de leur forme ou disposition, de leurs éléments anatomiques et de leur texture. Je ne m'arrêterai d'ailleurs, avec quelque détail, que sur les points

---

natomie et la physiologie doivent-elle nous empêcher de regarder ce que nous savons de l'anatomie normale et pathologique des différents organes, comme la base sur laquelle nous pouvons, nous devons étayer la pathologie de ces mêmes organes ? Ce serait, j'en ai l'intime conviction, nous jeter dans un autre écart, et nous priver volontairement de l'appui le plus solide, celui de connaissances acquises par les sens, et indépendamment d'idées préconçues.

Seulement, bien persuadés de l'imperfection de la science, nous ne nous obstinerons pas à tout expliquer avec des données insuffisantes. Nous admettrons, dans les maladies de chaque organe, des symptômes dont nos connaissances anatomiques et physiologiques nous rendront un compte plus ou moins exact, et d'autres symptômes plus ou moins inexplicables, à l'égard desquels nous avouerons notre ignorance, et qui, quelquefois cependant, nous serviront de guide pour un traitement empirique. Nous nous rappelerons aussi cette solidarité, en vertu de laquelle un organe étant malade, quelques-uns, ou la totalité des autres, participent à la maladie ; enfin, nous n'oublierons pas cette autre disposition, non moins remarquable, qui fait qu'un désordre plus ou moins général ne se traduit quelquefois à l'extérieur que par une maladie locale.

Ainsi, tour-à-tour, ou plutôt en même temps physiologistes et empiriques, nous chercherons à rattacher ensemble l'ancienne expérience, et les résultats des progrès aussi étendus que réels, dus aux écoles anatomique et physiologique. On nous accusera sans doute de n'appartenir ni à l'une ni à l'autre de ces écoles, on nous accusera d'être éclectiques. Voici ma réponse : Soyons éclectiques, si l'éclectisme est la seule doctrine qui s'accommode de toutes les vérités. Tout système qui choisit en quelque sorte les faits qui lui conviennent, et laisse en dehors des vérités importantes, est à coup sûr un système faux et dangereux.

d'où peuvent jaillir quelques lumières propres à éclairer le sujet que je traite.

Les parois de l'estomac sont formées, de dehors en dedans, par une membrane séreuse, par une couche de tissu cellulaire, par une membrane musculaire, par une seconde couche de tissu cellulaire, enfin par une membrane muqueuse.

§ I.

Forme ou disposition des membranes et couches cellulaires de l'estomac.

La partie du péritoine qui enveloppe l'estomac de toutes parts, si ce n'est à ses courbures, où il existe un espace triangulaire vide, parcouru par les vaisseaux et les nerfs qui ceignent ce viscère, est, comme toutes les séreuses, une membrane blanche, mince, consistante, constamment lubrifiée par le liquide qu'elle exhale et qu'elle absorbe, toujours à peu près en même quantité. Son adhérence à la membrane musculeuse, très peu intime au voisinage des courbures, devient très étroite aux faces supérieure et inférieure de l'organe.

Cette union des deux membranes séreuse et musculeuse a lieu au moyen d'une couche d'un tissu cellulaire un peu lâche. Fort considérable à la petite courbure, un peu moins à la grande, l'épaisseur de cette couche diminue insensiblement sur les deux faces ; elle devient si mince et si serrée vers la partie moyenne, que là on ne peut séparer qu'avec peine la tunique séreuse d'avec la musculeuse.

La membrane musculeuse se compose d'un grand nombre de fibres blanches dont la disposition a été différemment décrite par les auteurs. Cependant on s'accorde généralement aujourd'hui à rapporter ces fibres à trois plans. Le plan le plus extérieur est formé de fibres qui sont la continuation de celles de l'œsophage, et constituent plusieurs faisceaux. Un d'eux, suivant toute la petite courbure, se prolonge jusqu'au pylore ; un autre descend derrière le grand cul-de-sac, et suit la grande courbure ; quelques fibres rares, éparses, se portent aussi sur les faces supérieure et inférieure, et y croisent plus ou moins obliquement les fibres du second plan. Celui-ci, placé immédiatement sous celui que nous venons de décrire, se compose de fibres à peu près circulaires, qui suivent le petit diamètre de l'estomac. Peu nombreuses à l'orifice œsophagien, elles sont très marquées dans tout le reste de l'organe, et surtout au mi-lieu. Il faut cependant excepter le grand cul-de-sac, où elles sont beaucoup moins prononcées. Elles ne paraissent pas faire le tour de l'organe en entier ; mais après un certain trajet, chaque fibre, se perd dans le tissu cellulaire subjacent, et une autre lui succède. Ce sont des fibres de ce plan qui se rassemblent dans l'épaisseur de la valvule pylorique pour y former une sorte de sphincter. Enfin, comme j'ai pu le vérifier avec M. Gerdy, dans un cas d'hypertrophie de toute la membrane musculaire gastrique, et comme la chose est très bien représentée dans les planches annexées à un Mémoire d'Helvétius, consigné dans ceux de l'Académie royale de médecine, le troisième plan se compose de deux larges bandes qui se réunissent autour du cardia, et dont l'une, qui se porte de droite à gauche sur le grand cul-de-sac, supplée au défaut de fibres circulaires, très rares en cet endroit, tandis que l'autre se porte de gauche à droite sur les deux faces de l'organe, en passant tantôt dessous, tantôt dessus les fibres du second plan, et va se terminer au pylore.

Quoique, comme nous l'avons dit, la couleur de la membrane musculaire soit ordinairement blanche ou d'un blanc bleuâtre, on la trouve quelquefois rougeâtre, sans que rien annonce qu'elle soit dans un état d'hypertrophie ou d'inflammation. Néanmoins, c'est dans ce dernier cas surtout qu'elle prend une couleur plus ou moins rouge. Son épaisseur, plus considérable au pylore et au cardia que partout ailleurs, est moindre au grand cul-de-sac que le long des courbures et des faces supérieure et inférieure de l'organe. Sa consistance, quoique variable, est ordinairement assez grande.

Le tissu cellulaire qui sépare la tunique musculeuse de la séreuse se prolonge à travers les fibres de la première pour la séparer de la muqueuse. Cette seconde couche de tissu cellulaire, appelée *sous-muqueuse*, présente une trame dense, lamineuse, résistante. Sa couleur, généralement blanche, fait apercevoir les artères et les veines, souvent assez considérables, qui existent dans son intérieur. Son épaisseur, assez grande au pylore, au cardia, le long de la petite et de la grande courbures, diminue insensiblement sur les deux faces, devient très mince vers leur partie moyenne, et presque nulle dans la région splénique. Cette couche cellulaire recouvre immédiatement la face adhérente de la membrane muqueuse, dans l'intérieur de laquelle elle envoie des nerfs, des vaisseaux sanguins et lymphatiques.

La membrane muqueuse de l'estomac nous offre à considérer outre sa surface adhérente, qui dans l'état sain l'attache fortement aux parties voisines, 1º sa trame fondamentale, dont nous devons examiner la couleur, la consistance et l'épaisseur ; 2º sa surface libre, remarquable sous le rapport des saillies diverses qui résultent de la disposition de ces éléments.

La couleur de la muqueuse gastrite, considérée

chez l'adulte et dans l'état normal, est blanchâtı
elle est rose après l'ingestion des aliments ; e
est constamment rose dans l'embryon et dans
fœtus ; chez le vieillard , elle est grisâtre.

Sa consistance, en général peu prononcée,
en décroissant de la petite à la grande courbuı
elle est moindre encore dans le grand cul-de-sa

Son épaisseur, constatée par M. le doctι
Louis, sur dix-sept estomacs sains ou du mo
paraissant tels, est de trois quarts de millimè
à un millimètre le long de la grande courbuι
d'un tiers à trois quarts de millimètre le long dι
petite, d'un quart à trois cinquièmes seulemι
dans le grand cul-de-sac ; l'épaisseur est un ϝ
plus considérable quand la membrane muque
est mamelonée.

La membrane muqueuse , plus longue que
autres membranes qui entrent dans la compositi
de l'estomac , forme à l'intérieur de ce viscère ι
plis ordinairement peu nombreux, irrégulièrem
disposés, occupant surtout la grande courbure
le grand cul-de-sac. Selon la remarque de M.
docteur Billard (1), ils sont moins développés
moins nombreux dans l'état inflammatoire ι
dans l'état sain.

---

(1) *De la muqueuse intestinale considérée dans l'état sain et ι*
l'état inflammatoire. Paris , 1825.

La surface libre de la tunique intérieure de l'estomac présente une grande quantité de saillies qui sont formées par les villosités, par les follicules mucipares, et peut-être par des papilles.

Les villosités de l'estomac, plus courtes et moins nombreuses que celles des intestins, mais surtout que celles du duodénum, sont cependant en grande quantité sur la muqueuse gastrique, et particulièrement dans la région pylorique. Elles sont pour l'ordinaire légèrement aplaties, séparées par des lignes très fines. Ces filaments, si déliés et quelquefois si serrés qu'ils présentent l'aspect d'un gazon touffu, sont, dans l'état sain, d'une couleur blanchâtre.

Les glandes mucipares sont en si grand nombre dans l'estomac, que Thomas Willis, qui paraît avoir distingué le premier la muqueuse des autres tuniques de l'estomac, proposa de la désigner sous le nom de membrane glanduleuse (1). Ces glandes ont été bien connues depuis Peyer, qui en donna une bonne description, en 1681, dans son Traité *de glandulis intestinorum.* Wepfer, son contemporain, s'occupa d'une manière spéciale des glandes de l'estomac. Ce n'est qu'en 1715, que Brunner publia sa dissertation intitulée : *De glandulis duodeni.* On voit d'après cet aperçu

____

(1) *Biblioth. anat. pars prima , de infimo ventre,* pag., 107.

historique, que les glandes mucipares de l'estom
doivent, aussi-bien que celles des intestins, por
le nom de Peyer et non celui de Brunner. Qı
qu'il en soit, Morgagni, Rœderer et Wagle
M. Andral fils, M. Bretonneau, M. Billard c
continué les belles recherches de Peyer; mais,
faut le dire à la gloire de ce dernier, ils ont f
faire plus de progrès à l'anatomie pathologiq
de ces petits organes qu'à leur anatomie c
scriptive.

Ces petites glandes suivent dans leur arrɑ
gement un ordre presque constant. Ainsi, on
voit dans divers points du canal intestinal, s
isolées, soit réunies en masses irrégulières, s
groupées par plaques ovales. De là *des cryp*
mucipares, des glandes agminées mucipares,
plaques mucipares (M. Billard). Dans l'estomɑ
on ne trouve guères que des cryptes mucipa
qui paraissent exister en plus grande quantité
pylore, au cardia, le long des courbures; el
sont en petit nombre au grand cul-de-sac; lı
grosseur dans l'état sain ne dépasse pas celle d
grain de millet. Elles sont d'une consistance m
lasse et d'une couleur blanchâtre.

Quoiqu'elles n'offrent rien de constant relɑ
vement aux sexes, aux tempéraments et mê
aux âges, on peut cependant, dit M. Billar
établir, en thèse générale, qu'elles sont p

petites chez les enfants, plus développées chez l'adulte et moins saillantes chez le vieillard.

Maintenant, doit-on admettre qu'outre les villosités et les glandes mucipares, il existe dans l'estomac des saillies auxquelles on puisse donner le nom de papilles nerveuses?

Avant de répondre à cette question, il est indispensable de savoir bien exactement ce que nous devons entendre par des papilles nerveuses ; et pour cela il est nécessaire de les considérer dans diverses parties du corps.

Observées à la peau, les papilles sont de petites éminences manifestement sensibles, ordinairement coniques, affectant cependant des formes diverses, et qui, variant très peu dans leur dimension, se rencontrent surtout dans les points de la peau dont la sensibilité est le plus développée.

Malpighi, qui paraît les avoir observées le premier, ne vit en elles que les extrémités épanouies des nerfs qui traversent le corps muqueux. MM. Portal et Boyer, à l'exemple des auteurs qui ont écrit depuis Malpighi, regardèrent les papilles cutanées comme des expansions nerveuses recouvertes par un épiderme plus ou moins mince. Bichat voulut vérifier le fait ; mais il affirme qu'il lui a toujours été impossible de suivre des rameaux nerveux jusqu'à ces éminences papillaires. Depuis Bichat, personne, que je sache, n'a été plus heureux à ce sujet. Le non succès des efforts tentés par les anatomistes les plus célèbres, nous force à reconnaître qu'il est impossible de suivre les nerfs jusqu'à leur terminaison, parce que les dernières ramifications prennent une si grande ténuité, qu'elles se confondent avec les fibres cellulaires et même avec les dernières ramifications vasculaires. Ici, comme dans beaucoup d'autres cas, nous sommes obligés d'avoir recours au raisonnement, qui supplée à l'imperfection de nos moyens d'investigation. Nous ne voyons pas le système nerveux se rendre aux papilles, mais nous savons que celles-ci possèdent une exquise sensibilité ; nous en concluons qu'elles reçoivent des filets nerveux d'autant plus aptes à remplir leurs fonctions qu'ils sont plus déliés et qu'ils échappent avec plus de facilité à nos recherches.

Aujourd'hui, on doit s'accorder à admettre une opinion qui diffère de celle des célèbres anatomistes que j'ai cités plus haut. Suivant cette opinion, les papilles cutanées sont tout à la fois formées par des vaisseaux et par des nerfs. MM. Cuvier, Richerand, Gauthier, Piorry, me semblent avoir établi ce fait anatomique d'une manière qui ne permet pas le doute.

Cette partie de la peau qui revêt intérieurement nos organes, sous le nom de membrane muqueuse, présente aussi, au moins dans quelques-uns de ses points , des papilles très analogues à celles de l'enveloppe extérieure. La langue est, de tous nos organes , celui où ces petits corps offrent leur plus grand développement. Aussi est-ce surtout dans l'examen attentif des papilles dites coniques et dans les papilles fongiformes, qu'on reconnaît plus facilement et mieux leur structure vasculaire et nerveuse, quoique là, comme à la peau, on n'ait pas encore suivi les filaments nerveux jusqu'à l'éminence appelée papille.

Lecat (1) et M. H. Cloquet (2) assurent qu'il existe également des papilles dans la pituitaire. M. de Blainville, qui vient de se livrer tout récemment à de nouvelles recherches sur la structure de la membrane pituitaire, établit qu'il lui a toujours été impossible de voir un filet nerveux venir constituer une papille. La pituitaire est un vaste réseau tout à la fois cellulaire, nerveux, et surtout vasculaire. C'est tout ce que démontre l'anatomie la plus attentive et la plus minutieuse.

Enfin, arrivant à la muqueuse gastrique, pouvons-nous établir qu'il existe à sa surface libre des corps que nous devions regarder comme des papilles ? MM. Chaussier et Adelon sont de cet avis (3).

---

(1) *Traité des sensations.*

(2) *Dissertation sur les odeurs , sur le sens et les organes de l'olfaction*, 1815.

(3) *Dictionn. des sc. médic.*, art. *Estomac*, pag. 346.

M. Billard semble être resté dans le doute à cet égard, puisque, parlant des papilles gastriques dans son excellent ouvrage, il n'en donne aucune description, et ne constate pas même leur existence ; ce que, certes, il n'aurait pas manqué de faire si ses idées avaient été arrêtées sur ce point.

Des raisons anatomiques et des raisons physiologiques me paraissent militer fortement en faveur de l'existence des papilles gastriques.

D'abord, outre les saillies formées par les villosités, il existe sur la muqueuse gastrique un grand nombre de petites éminences qui paraissent devoir être distinguées des cryptes mucipares, en ce qu'on ne peut apercevoir le petit orifice central qui donne à ceux-ci une apparence ombiliquée. Ces petits corps gonflés, développés par une espèce d'érection ou par un travail inflammatoire, ne forment-ils pas ces mamelons ordinairement arrondis, quelquefois de deux à trois lignes de diamètre, qu'on rencontre assez souvent dans l'estomac ? Les cryptes mucipares se prêteraient-ils à une pareille extension ? c'est ce que ne fait pas présumer leur enveloppe fibreuse.

En second lieu, la membrane interne de l'estomac reçoit un très grand nombre de filets de terminaison des pneumo-gastriques.

En troisième lieu, enfin, aucune de nos parties ne présente plus que la muqueuse gastrique, un

réseau vasculaire capable de se prêter à la formation des papilles.

De son côté, la physiologie nous apprend que la
surface interne de l'estomac jouit d'une grande
sensibilité. Ainsi, chez certaines personnes, l'estomac paraît faire un choix parmi diverses substances
introduites en même temps dans sa cavité, et a
la faculté de rejeter les unes en conservant les
autres. Les animaux carnassiers, qui avalent leur
proie sans la mâcher, ont une faculté très analogue : l'estomac paraît chez eux contenir une
partie reculée de l'organe du goût, destinée à leur
faire rejeter les substances qui pourraient lui être
nuisibles. Bien plus, ne voit-on pas assez souvent
des individus chez lesquels la sensibilité de l'estomac est tellement vive, qu'ils peuvent avoir la
perception distincte de ce qui se passe dans son
intérieur? Je tiens de M. Lombard, jeune médecin
distingué de Genève, qu'il existe en Angleterre un
homme remarquable sous ce rapport : un très
grand abus de l'opium, prolongé pendant plusieurs années, a donné à l'estomac la faculté de
sentir les divers mouvements imprimés aux aliments qui lui sont confiés.

Une autre considération, qui ne me paraît pas
moins décisive, c'est qu'on peut prévoir, *à priori*,
la grande sensibilité de la membrane interne de
l'estomac, d'après l'observation physiologique de

son organisation. En effet, nous ne saurions trop remarquer deux choses : la première, c'est que les nerfs manifestant surtout leur sensibilité à leurs extrémités, et l'estomac recevant, comme nous l'avons dit, une grande partie des filets de terminaison des nerfs pneumo-gastriques, cet organe doit être destiné à éprouver de vives impressions, tant de ses modifications par les corps avec lesquels il est mis en contact, que des secousses qui lui sont transmises du cerveau ; la seconde, c'est que les fonctions départies au système nerveux paraissent, dans un grand nombre de points de l'économie, avoir un degré d'activité proportionné au volume ou à la quantité de vaisseaux sanguins qui accompagnent les nerfs. Haller a remarqué que le cerveau recevait au moins la sixième partie du sang chassé du ventricule gauche. M. Breschet a fait voir, dans son Mémoire sur les veines du rachis, qu'outre le sang artériel que reçoit cette importante partie, elle est, plus qu'aucun organe, entourée de courants veineux qui la ceignent presque de toutes parts. On sait que l'interruption du cours du sang dans l'artère principale d'un membre produit la paralysie, si les artères collatérales ne suppléent le vaisseau dont la fonction est détruite. M. Rostan a rapporté un cas de paralysie due à cette cause (1). Si

____

(1) *Recherches sur le ramollissement du cerveau*, 2ᵉ édition, Paris, 1823, pag. 230.

l'afflux sanguin ne favorisait pas l'action nerveuse, quelle disproportion ne remarquerait-on pas entre les vaisseaux de la main et les parties auxquelles ils se rendent, puisque les artères les plus considérables sont précisément les collatérales, placées le long des doigts, où aucun muscle ne se trouve? Enfin, n'est-ce pas lorsque le sang vient affluer dans le tissu caverneux de la verge, du clitoris, du mamelon, des lèvres, que ces organes jouissent d'une plus grande sensibilité ?

Reconnaissons-donc que l'organisation abondamment vasculaire de la muqueuse gastrique, assimile l'estomac aux parties les plus sensibles de l'économie. N'oublions pas surtout que si sa surface interne offre à un haut degré les éléments anatomiques propres à une congestion sanguine, ces mêmes éléments assurent aux extrémités nerveuses les conditions les plus favorables à la manifestation, à l'exaltation de la sensibilité.

De ces considérations anatomiques et physiologiques, il résulte qu'on peut se croire fondé à admettre l'existence de papilles dans l'estomac ; et que dans le cas où on ne les admettrait pas, il faudrait au moins avouer que ce viscère est doué, dans sa membrane interne, des dispositions organiques les plus favorables au développement de la sensibilité.

§ II.

Eléments anatomiques des membranes et couches cellulaires de l'estomac.

Chacune des trois tuniques et des deux couches de tissu cellulaire de l'estomac a pour éléments ceux des systèmes dont elle est une dépendance. Nous examinerons, en parlant de leur texture, dans quelle proportion chaque élément entre dans leur composition. Il nous suffit ici de jeter un coup d'œil sur l'origine et la distribution des artères, des veines, des vaisseaux lymphatiques et des nerfs, qui constituent le principal organe de la digestion. Toutefois nous devrons ajouter quelques mots sur la fibre cellulaire et sur la fibre musculaire, qui concourent à la formation de ce viscère.

De l'artère coronaire stomachique, du rameau pylorique de l'artère hépatique, de l'artère gastro-épiploïque droite, de l'artère gastro-épiploïque gauche, des vaisseaux courts enfin, naît un premier réseau vasculaire qui se distribue au tissu cellulaire sous-séreux et à la séreuse elle-même. De ce réseau partent des rameaux plus déliés qui, après avoir fourni à la membrane musculeuse, se répandent dans la couche cellulaire sous-muqueuse et prennent encore une tenuité plus grande pour se rendre à la muqueuse

Les veines de l'estomac, qui se rendent toutes à la veine porte, ont la même disposition que ses artères, avec cette différence pourtant qu'on trouve quelquefois des veines assez considérables dans le tissu cellulaire sous-muqueux. Ce plus grand volume des veines de cette partie tient-il à ce que, comme le veulent quelques physiologistes, le sang veineux est plus particulièrement employé à la sécrétion des glandes mucipares ? ou plutôt dépend-il de ce que l'afflux sanguin, nécessaire à la chymification, s'opérant à peu près également dans les artères et dans les veines, celles-ci prennent à la longue une plus grande dimension, parce qu'elles n'ont pas, comme les artères, une membrane moyenne composée du tissu le plus élastique de l'économie ?

Les nerfs de l'estomac viennent en partie du plexus cæliaque, et en partie des pneumo-gastriques. Les premiers, attachés aux artères et aux veines, en suivent les ramifications. Les pneumo-gastriques placés, celui du côté droit à la partie postérieure de l'orifice œsophagien, celui du côté gauche à sa partie antérieure, forment en cet endroit un véritable anneau nerveux. Ensuite le premier se ramifie à toute la face postérieure de l'estomac, se portant de la petite courbure à la grande, subjacent d'abord à la tunique séreuse, mais bientôt envoyant des rameaux nombreux à la tunique musculaire, au tissu cellulaire sous-muqueux, et enfin à toutes les parties de la membrane muqueuse ; le second, celui du côté gauehe, se comporte de même à l'égard de la face antérieure, ayant de fréquentes anastomoses avec le premier.

Les vaisseaux lymphatiques de l'estomac ont leurs branches principales, placées en grande partie entre les tuniques séreuse et musculaire. On peut, relativement à leur origine et à leur terminaison, les rapporter à trois ordres.

Les premiers se dirigent obliquement, en haut et à gauche, vers les ganglions, situés le long de la petite courbure. Parvenus près du cardia, ils se réfléchissent à droite, en traversant plusieurs ganglions, se réunissent aux lymphatiques inférieurs du foie, descendent derrière le pancréas, se confondent avec les absorbants de la rate et des intestins, et se terminent dans les bouches d'origine du canal thoracique.

Les seconds appartiennent spécialement à la tubérosité de l'estomac ; ils se portent directement à gauche, suivent le trajet des vaisseaux contenu dans l'épiploon gastro-splénique, et se réunissent aux lymphatiques de la rate. Les troisièmes son obliques, en bas et à droite ; ils gagnent la grande courbure, suivent le trajet de l'artère gastro-épiploïque droite. Après s'être réunis en plusieur

branches principales près du pylore, ils se dirigent vers le pancréas, se réfléchissent sur son bord
postérieur, et se terminent dans les ganglions
situés autour du tronc cœliaque et de l'artère mé-
sentérique supérieure, en se confondant avec les
lymphatiques des intestins (1).

M. H. Cloquet a fait une remarque importante,
relativement au sujet qui nous occupe en ce moment : c'est qu'on ne voit aucun vaisseau chylifère
naître de la face interne de l'estomac; selon le
même auteur, cette remarque est facile à vérifier,
puisque les lymphatiques ordinaires, plus super-
ficiels, marchent dans le sens de la longueur et
parallèlement à l'axe de l'intestin, tandis que les
vaisseaux chylifères, plus profonds, sont transver-
salement étendus sur l'organe.

Le long de chaque courbure de l'estomac, on
trouve cinq ou six ganglions lymphatiques. Ces
ganglions, connus sous la dénomination de ganglions gastro-épiploïques, doivent ce nom à leur
situation près de l'estomac, et entre les deux
lames péritonéales qui forment les épiploons gas-
tro-colique et gastro-hépatique. Ces deux lames
sont la continuation du feuillet antérieur du grand
épiploon.

Le tissu cellulaire, qui forme seul quelques

---

(1) Mascagni, Tab. xviii.

animaux placés au bas de l'échelle, qui paraît former seul le plus parfait, le plus complexe de ces animaux dans les premiers temps de sa vie fœtale, au moyen duquel s'opère la cicatrice des parties d'ailleurs les plus dissemblables, est la trame commune de tous les organes de l'économie. Aussi est-il facile de constater que la fibre cellulaire entre dans la composition de chacune des parties de l'estomac : outre les couches qu'elle forme entre les diverses membranes, elle constitue le corps de la muqueuse, elle forme en grande partie la membrane séreuse, et pénètre en assez grande quantité dans la membrane musculaire.

Les trois plans dont nous avons vu résulter la tunique musculaire sont dus à la fibre musculaire, déposée dans le réseau cellulaire. Dans le deux tiers supérieurs de l'estomac, cette fibre musculaire ne détermine que des mouvements ondulatoires, très légers, qu'on aperçoit assez difficilement chez les animaux vivants occupés à digérer, ou dont l'estomac est irrité par un instrument piquant, tandis que dans le tiers inférieur qui, à certain moment de la digestion, ne contient que des matières chymeuses, elle produit de contractions très évidentes, analogues à celles de l'œsophage. On voit alors le chyme refoulé de bas en haut, puis de haut en bas, passer enfin l'orifice pylorique. Nous verrons plus tard jusqu'à quel point ce fait pourra contribuer à nous rendre compte de la fréquence relative du cancer du pylore.

§ III.

Texture des membranes et couches cellulaires de l'estomac.

Maintenant que nous avons reconnu la disposition de ces parties, maintenant que nous savons quels sont les éléments anatomiques qui entrent dans leur composition, il ne nous reste plus à examiner que les proportions dans lesquelles ces éléments sont combinés, ou quelle est la texture de ces membranes et de ces couches cellulaires.

La membrane séreuse est composée de tissu cellulaire, de vaisseaux artériels, ne contenant, dans l'état normal, que du sang décoloré, de vaisseaux lymphatiques, et de filaments nerveux paraissant appartenir exclusivement au système nerveux viscéral. Sa texture est si serrée, qu'il a été impossible jusqu'ici de déterminer exactement dans quelle proportion les tissus élémentaires y sont réunis. Nous savons seulement que Bichat avait eu tort de faire entrer dans la composition des séreuses des vaisseaux exhalants, puisque ces vaisseaux exhalants ne sont rien, ou sont la terminaison des ramifications artérielles.

La couche cellulaire sous-séreuse est formée

par la fibre cellulaire, par des artères et des veines contenant du sang rouge, noir ou décoloré, par des vaisseaux lymphatiques assez considérables ; enfin, par des filaments nerveux appartenant au système viscéral et au système cérébral. Elle donne en outre passage à la continuation des pneumo-gastriques.

La membrane musculaire est un assemblage de fibres musculaires, entouré de vaisseaux artériels et veineux, et de filaments nerveux des deux genres. Cette membrane existe dans le réseau cellulaire qui unit la couche sous-séreuse avec la couche sous-muqueuse : enfin, la tunique musculaire est traversée par les nerfs et par les vaisseaux sanguins et lymphatiques, qui se rendent au tissu cellulaire sous-muqueux et à toutes les parties de la muqueuse elle-même.

Le tissu cellulaire sous-muqueux se compose, comme le sous-séreux, de fibres cellulaires, d'artères et de veines, de vaisseaux lymphatiques et de nerfs. C'est à lui que les anciens avaient donné le nom de membrane nerveuse de l'estomac. Un examen plus attentif a fait voir que ce qu'on avait pris pour un réseau nerveux se compose des mêmes éléments que le tissu cellulaire en général ; seulement il est d'une texture très serrée, et représente pour la muqueuse gastrique le chorion ou derme de la peau.

La membrane muqueuse nous offre d'abord à considérer le corps muqueux, qui n'est qu'une trame cellulaire mollasse, que forment les éléments ordinaires du tissu de ce nom ; les vaisseaux sanguins paraissent y prédominer sur les nerfs et les vaisseaux lymphatiques. C'est ce corps muqueux que Bichat regarde, après la substance cérébrale, comme celui de nos tissus qui s'altère le plus vite par l'action de l'eau.

Dans son épaisseur existent les glandes de Peyer, composées d'une enveloppe extérieure fibreuse, d'une membrane interne vasculaire, et recevant une artère, une veine et un nerf (1).

---

(1) Les follicules mucipares de l'estomac, comme ceux de la vessie, et de quelques autres organes, ne sont bien apparents que dans quelques circonstances ; encore leur adhérence intime à la membrane dont ils font partie empêche-t-elle de distinguer leurs éléments anatomiques. J'ai pu étudier beaucoup mieux la structure des follicules mucipares, situés derrière la muqueuse trachéale ; ils sont là dans un état d'isolement qui facilite leur analyse. On les distingue encore assez bien à la base de la langue et dans le pharynx. Ce n'est donc, il faut le dire, que par analogie qu'on peut déterminer, comme je l'ai fait, la structure des follicules mucipares de l'estomac. Cette analogie, d'ailleurs, peut être singulièrement fortifiée par la comparaison de ce que M. de Blainville appelle des phanères avec les cryptes mucipares. Les cryptes ne diffèrent des phanères, qu'en ce que les produits inorganiques de ceux-ci se déposent à leur surface, comme la chose a lieu pour les poils, les dents, les cristallins, les ostéides de l'oreille, etc., tandis que les liquides fournis par ceux-là sont versés sur les organes auxquels ils appartiennent. Le rapprochement anatomique et physiologique de ces corps

(50)

A sa surface interne sont les villosités et les papilles dites nerveuses.

Les villosités contiennent certainement des artères et des veines, ce que prouve leur injection rouge ou noire dans certains cas de congestion sanguine (1).

En les examinant sous l'eau et au soleil, j'ai trouvé plusieurs fois une liqueur blanchâtre dans cette ampoule terminale, dont l'existence a été constatée par les recherches microscopiques de Lieberkuhn (2), et que Bichat a niée à tort. L'existence de cette ampoule indique-t-elle dans chaque villosité la présence d'un vaisseau lymphatique ? C'est une question difficile à résoudre. Si les villosités de l'estomac reçoivent, comme on le dit dans

sécréteurs, dans toute la série animale, rend évidente leur similitude de composition et d'action. Or, comme il n'existe aucun doute qu'un phanère soit formé d'une membrane fibreuse, d'une membrane vasculaire, d'une artère, d'une veine et d'un nerf, nous sommes conduits à admettre les mêmes éléments anatomiques dans tout crypte mucipare. Dans les sciences d'observation, une bonne méthode mène aux principes généraux par les faits particuliers dont ils ne sont qu'une traduction; mais à leur tour les principes généraux dirigent, poussent l'observateur vers la connaissance des faits particuliers qui lui échapperaient sans cet auxiliaire.

(1) Il faut cependant se rappeler ici l'expérience par laquelle Hunter a reconnu que du sang stagnant dans une artère prend assez promptement une couleur noire.

(2) *Dissertatio anatomico-physiologica de fabrica et actione villorum intestinorum tenuium. Lugduni Batavorum*, 1745, § 12, p. 16.

les traités d'anatomie les plus récents , d'autres nerfs que ceux qui accompagnent les vaisseaux , elles diffèrent alors essentiellement de celle des intestins qui , plus développées , ne reçoivent certainement pas de nerfs du système cérébral, puisqu'on ne voit que des filets très déliés du pneumogastrique , parvenir jusqu'au duodénum , au-delà duquel on ne les a jamais suivis (1). Remarquons en passant que cette dernière considération suffit pour rejeter l'idée de Bichat , qui regardait les villosités comme remplaçant dans les muqueuses les papilles de la peau.

Celles-ci sont représentées dans la muqueuse gastrique, par ces mamelons dont elle est parsemée , et qui, distincts des follicules mucipares , ne paraissent devoir être qu'un mélange d'expansions nerveuses, artérièlles et veineuses.

L'anatomie comparée, si féconde en applications utiles à l'anatomie et à la physiologie humaines , peut encore nous fournir ici quelques lumières. Ce qui dans l'estomac de l'homme existe

____

(1) Je sais qu'un anatomiste justement célèbre , et que j'ai eu déjà occasion de citer , M. de Blainville, a dit qu'on peut concevoir que des dernières ramifications des pneumo-gastriques et des filets hémorrhoïdaux du plexus sciatique, partent des filaments extrêmement déliés, qui, se continuant, les uns en descendant, les autres en montant, tendent à se rejoindre vers la partie moyenne du canal intestinal ; mais cette idée n'a été donnée que pour une simple hypothèse.

4*

dans un état de combinaison , se trouve chez certains animaux dans un état d'isolement plus propre à nous faire connaître le but de plusieurs dispositions d'organisation. Ainsi, dans la panse et le bonnet des animaux ruminants, on ne trouve presque pas de follicules mucipares ; mais on voit prédominer d'une manière bien remarquable les papilles propres à faire reconnaître la qualité des corps introduits dans ces cavités , et les fibres musculaires qui peuvent faire pénétrer plus avant ceux qui doivent servir à l'alimentation. Dans le feuillet, la membrane musculaire est moins développée, sans doute parce que le bol alimentaire doit s'arrêter là, plus ou moins long-temps ; enfin, ce n'est que dans la caillette qu'on trouve de nombreux follicules mucipares, parce que probablement ce n'est que là que s'opère la chymification.

Ici se terminent les longues considérations anatomiques auxquelles j'ai cru nécessaire de me livrer pour introduire plus de précision et de rigueur dans les propositions que j'établirai plus tard. Je n'ajouterai qu'une seule remarque, c'est que si c'est avec beaucoup de raison qu'on a comparé les membranes muqueuses à la peau, il n'est souvent pas moins utile de faire ressortir leurs différences. Sans doute le chorion cutané est exactement représenté par le tissu cellulaire sous-muqueux ; sans doute, ce que Bichat appelai chorion des membranes muqueuses, représente exactement le corps muqueux de la peau, quoiqu'on n'ait pas encore pu exécuter pour les muqueuses le travail si bien exécuté par Gauthier (1) pour l'organe cutané. Enfin, dans la peau intérieure, comme dans la peau extérieure, on trouve des cryptes mucipares, des papilles dites nerveuses, et même quelquefois un épiderme qui prend le nom d'*epithelium*. Toutefois, ces nombreuses ressemblances ne doivent pas nous faire perdre de vue que la grande enveloppe qui couvre nos organes, tant en dehors qu'en dedans, subit des modifications bien remarquables dans la disposition et la quantité des éléments qui la constituent, suivant les fonctions qui sont confiées à ses différentes parties. La peau devait nous protéger, soit par sa résistance, soit en nous avertissant de la présence et des qualités des corps étrangers qui peuvent nous nuire ou nous être utiles. Aussi, trouve-t-on dans sa composition un épiderme beaucoup mieux formé que celui des muqueuses, lequel d'ailleurs manque le plus souvent ; aussi le derme est-il d'une texture beaucoup plus dense, beaucoup plus serrée que le tissu cellulaire sous-muqueux ; aussi, existe-t-il sous l'épiderme un

---

(1) *Dissertat. sur l'organe cutané.* Paris, 1811.

vaste réseau nerveux qui donne une sensibilité très vive à tout l'organe cutané, exquise à quelques-uns de ses points. La muqueuse gastrique devait recevoir les aliments grossièrement divisés ; elle devait les déguster, en quelque sorte, une seconde fois, avant de les réduire en chyme ; elle devait les humecter, pour leur faire subir les changements connus sous le nom de chymification ; elle devait peut-être, enfin, absorber les parties les plus liquides de la masse chymeuse. Nous devons donc trouver et nous trouvons, en effet, un épithelium ou un liquide visqueux qui la garantit du contact immédiat d'un corps irritant, des expansions nerveuses qui lui font apprécier les qualités des aliments, des follicules mucipares qui versent abondamment un liquide nécessaire à la digestion, des villosités, enfin, qui pompent la partie la plus alibile du chyme.

CHAPITRE III.

Lésions anatomiques observées dans les membrane et couches cellulaires de l'estomac à la suite du cancer de cet organe.

« L'anatomie pathologique, a dit Laënnec, est
» une science à part ; elle doit trouver en elle-
» même une méthode qui lui soit propre et une
» classification fondée sur la nature des objets
» dont elle s'occupe, c'est-à-dire sur celle des
» lésions considérées indépendamment des symp-
» tômes qui les accompagnent et des lieux où elles
» existent. Cette méthode offre, d'ailleurs, l'avan-
» tage de pouvoir considérer les altérations orga-
» niques sous un point de vue différent de la
» médecine pratique, et rien ne contribue plus à
» faire connaître exactement un objet, que de
» l'examiner sous des rapports divers (1). »
Laënnec, partant de ces principes qu'il applique aux altérations pathologiques, dont il traite dans sa troisième classe, c'est-à-dire aux altérations de texture, remarque que celles-ci ont toujours les mêmes caractères, quelle que soit la partie du

---

(1) Article *Anatomie pathologique* du *Dictionn. des sciences médicales.*

corps humain où on les rencontre. Ainsi (pour prendre des exemples relatifs au sujet que nous traitons), le squirrhe, quel que soit le tissu malade, est toujours une matière d'un blanc un peu bleuâtre ou grisâtre, légèrement demi transparente, dont la consistance, dans l'état de crudité, varie depuis celle de la couenne de lard, avec laquelle elle a beaucoup d'analogie pour l'aspect, jusqu'à une dureté voisine de celle des cartilages. Constamment, aussi, dans le ramollissement, cette matière prend graduellement la consistance et l'aspect d'une gelée ou d'un sirop dont la transparence est quelquefois troublée par une teinte grisâtre sale ou par un peu de sang.

Quel que soit le siége du tissu encéphaloïde, on le reconnaît toujours aux caractères suivants :

État de crudité. Matière moins consistante que la matière squirrheuse, un peu opaque, blanchâtre, divisée ordinairement en lobes inégaux, informes, séparés par un tissu cellulaire très fin, peu ferme, dans lequel se trouvent des vaisseaux assez volumineux, mais à parois très minces et peu consistantes.

État de ramollissement. Matière ayant une consistance et un aspect analogues à ceux de la matière médullaire d'un cerveau un peu mou, et laissant suinter quelques gouttelettes de sang quand on l'incise. Plus ramollie, cette matière forme une sorte de bouillie blanchâtre, avec une teinte rosée.

D'ailleurs, quelque nombreuses, quelque variées que soient les nuances que produisent, dans ces deux tissus, les causes de la maladie, la nature de l'organe affecté, il leur trouve assez de caractères communs pour qu'on puisse les reconnaître. Dès lors il arrive à son but, qui est de placer ces deux productions dans une de ses quatre classes d'altérations pathologiques.

Mais, comme l'a dit lui-même Laënnec, cette manière de considérer les altérations organiques n'est pas la plus favorable à la médecine pratique. Pour rapprocher les lésions organiques, pour les classer, pour en composer une science, il a fallu chercher leurs traits de ressemblance. Les besoins du praticien, au contraire, exigent qu'on s'efforce de saisir le point de départ de telle ou telle altération qui a envahi plusieurs tissus ; c'est une marche inverse à celle adoptée, qui doit être suivie. Il faut s'attacher à trouver la différence de ce qui a paru semblable ou analogue ; pour atteindre ce but, on doit, autant que possible, suivre les changements survenus dans chaque tissu de l'organe affecté, depuis le commencement de la maladie jusqu'à sa terminaison.

Ceci posé, et pour parler de l'estomac en particulier, nous établissons que s'il était vrai que ce qu'on appelle matière squirrheuse ou encéphaloïde, différât assez des membranes et couches cellulaires de l'estomac hypertrophiées, atrophiées, indurées, ramollies ou altérées de toute autre manière, soit dans leur nutrition, soit dans leurs produits de sécrétion, pour lui accorder une existence réelle, indépendante, il n'en serait pas moins nécessaire, pour la théorie et la pratique, de rechercher quelles sont les modifications de forme et de texture que subissent ces parties constituantes de l'organe, pour donner naissance à ce qu'on appelle des *tissus accidentels*. Mais si ces modifications ne sont presque jamais telles, qu'elles rendent méconnaissable aucune des membranes et des couches cellulaires de l'estomac ; si, d'un autre côté, une investigation attentive nous apprend que ces membranes et ces couches cellulaires, plus ou moins altérées dans leur nutrition et dans leurs produits de sécrétion, composent seules les tumeurs dites *squirrheuses* ou *encéphaloïdes*, nous serons amenés à penser que l'étude des lésions anatomiques des membranes et des couches cellulaires de l'estomac comprend toute l'anatomie pathologique du cancer de cet organe (1).

____

(1) On ne peut soutenir aujourd'hui la doctrine qui admettait dans l'économie des tissus morbides, sans analogues.

Dans le squirrhe et l'encéphaloïde, il y a altération des tissus nor-

La membrane séreuse ne paraît jamais primitivement altérée dans les dégénérescences cancéreuses
de l'estomac. Le plus souvent, ce qu'on appelle
les masses squirrheuses ou encéphaloïdes, ne font
que la soulever. Quelquefois cependant elle paraît légèrement hypertrophiée, ou même présente
quelques traces d'une inflammation manifeste.
Assez fréquemment elle est plus dure et plus cas-
sante.

La tunique musculaire est bien plus sujette à
présenter les caractères assignés au squirrhe.
C'est particulièrement, et peut-être même exclusivement, la membrane musculeuse qui offre
à la vue une matière d'un blanc bleuâtre, demi-
transparente, d'une consistance très ferme ; ce
qu'on appelle également squirrhe dans les autres
parties est d'un blanc mat, et n'offre pas aussi parfaitement cette demi-transparence, et cet aspect
bleuâtre dont je viens de parler. Dans quelques
cas, la couleur de la tunique musculaire est rougeâtre ; on peut surtout, comme nous l'avons dit,
faire cette remarque lorsqu'elle est hypertrophiée.

---

maux, et quelquefois production d'une matière sécrétée inorganique,
et que, pour cette raison, on ne peut appeler un tissu. Le tubercule et la
mélanose sont inorganiques. Enfin, dans la cyrrhose, il y a hypertrophie d'un tissu normal, la substance jaune du foie , et atrophie d'un
autre tissu normal, la substance rouge.

L'hypertrophie peut d'ailleurs présenter un grand nombre de degrés, soit pour l'étendue de l'espace qu'elle occupe, soit pour son développement.

M. Louis, dans son Mémoire intitulé : *Observations relatives au cancer du pylore et à l'hypertrophie de la membrane musculaire dans toute son étendue*, rapporte qu'une fois il a vu la membrane musculaire épaisse d'une ligne et quelque chose dans le voisinage du pylore, et d'une demi-ligne environ autour du grand cul-de-sac, ce qui est plus que le double de l'état naturel. Une autre fois, il a trouvé cette même membrane plus que doublée d'épaisseur dans toute son étendue.

Pinel, traitant du cancer de l'estomac dans sa Nosographie, rapporte un cas d'hypertrophie de la membrane musculaire, qui offrait près de quatre lignes d'épaisseur dans la région du pylore.

J'ai pu voir moi-même cette épaisseur portée jusqu'à un pouce, dans un cas dont voici l'observation :

Le 1er novembre 1826 est entré à la Charité, Etienne Contremy, âgé de cinquante-cinq ans, tailleur. Il déclare avoir abusé de l'eau-de-vie pendant six ans; mais depuis dix ans il en prend très peu. Depuis deux ans, vomissements, après le repas du soir, d'une grande quantité d'eau limpide et filante. Depuis six mois, ces vomissements sont devenus beaucoup plus fréquents, et le malade rend souvent ses aliments ; enfin, depuis trois mois, les matières vomies sont quelquefois noirâtres.

Etat du malade le 2 novembre. — *Symptômes locaux.* Région épigastrique peu sensible, masse de consistance squirrheuse, à deux pouces au-dessous de la huitième côte droite, à trois pouces au-dessus de l'ombilic ; vomissements de matières noirâtres, ressemblant à du marc de café. — *Symptômes généraux.* Langue blanchâtre, humide ; constipation, pouls petit, mou ; peau d'une pâleur remarquable, maigreur excessive ; le front n'est pas grippé.

Le 6 novembre, même état ; la faiblesse est plus grande, les vomissements de matières noirâtres continuent ; évacuation ; par les selles, de matières poisseuses, léger œdème des extrémités inférieures.

Mort le 7, à deux heures du matin, sans aucun trouble dans les sensations ni dans les facultés intellectuelles.

Ouverture du cadavre le 8 au matin.

L'estomac occupe toute la partie antérieure de l'épigastre, une grande partie de l'hypochondre gauche, et une petite partie de l'hypochondre droit. On aperçoit à l'extérieur une surface inégale, dure, formant la partie antérieure de la tumeur, qui était

sensible pendant la vie, et qui se prolonge ju
qu'au bord des dernières fausses-côtes du cô
droit. La paroi antérieure de l'estomac ayant é
incisée avec précaution, on estime que ce visce
contient environ un litre d'une matière noirâtr
grumelée; d'un volume généralement plus gra
que dans l'état normal, l'estomac présente u
ampliation remarquable dans la région pyloriqu
le pylore est converti en une masse squirrheu
offrant un volume au moins égal à celui d'un œ
de poule ; une section verticale de cette tume
montre la muqueuse réduite en une couche min
d'un matière comme albumineuse , présentant
fongosités encéphaloïdes dans plusieurs poin
d'ailleurs cette membrane conserve encore qu
que consistance ; *La membrane musculaire est*
lement hypertrophiée qu'elle a un pouce d'épu
seur. Pour se convaincre que le volume ,
rénitence de la tumeur, doivent être attribué
l'hypertrophie de la membrane musculaire ,
examine comparativement les parties de ce
membrane qui avoisinent la partie malade, on
la direction des fibres , et alors il ne reste au
doute sur la nature et sur le siége de l'altérati
Le reste de l'estomac ne présente aucune lésic
la muqueuse de la petite et de la grande cc
bure est pâle; la séreuse n'est que soulevée pa
tumeur.

Les couches cellulaires sont dans leur état natu-rel ; peut-être pourrait-on les regarder comme lé-gèrement atrophiées ; les ganglions lymphatiques ne sont nullement engorgés.

La muqueuse du gros et du petit intestin, dont le calibre est singulièrement diminué, est d'une pâleur remarquable.

Le pancréas et les ganglions mésentériques sont dans l'état normal : on peut en dire autant du reste des organes du bas-ventre et de ceux des autres cavités.

Ces augmentations de volume et de densité de la membrane musculaire de l'estomac ont été ob-servées il y a déjà long-temps, comme on peut le voir dans Morgagni (1). En parlant de cette idée extravagante de Bartholin, qui affirmait qu'il a existé des hommes ruminant et portant des cornes, le célèbre professeur rapporte qu'Ethmuller a trouvé, dans quelques cas, l'estomac plus fibreux, plus charnu, et comme revêtu d'une couche mus-culeuse.

Cependant les faits constatant l'hypertrophie de la membrane musculaire de l'estomac dans ses maladies cancéreuses, ne deviennent chaque jour moins rares que depuis l'éveil donné à ce sujet par MM. Andral et Louis.

---

(1) *De sed. et c. morb.*, *Epist.* xxxiv, p. 244, edente Chaussier.

Il est aujourd'hui bien reconnu que dans un grand nombre de maladies, désignées sous le nom de cancer de l'estomac, le principal changement produit dans l'organisation de la partie malade est une hypertrophie, soit de toute la membrane musculaire, soit d'une portion plus ou moins considérable de cette membrane. MM. Bayle et Cayol vont plus loin ; ils disent, dans leur excellent article sur le cancer (1), que lorsque celui-ci est borné à une seule membrane de l'estomac, c'est ordinairement la membrane musculaire qui en est attaquée. Il est très rare, au contraire, selon les mêmes auteurs, que le cancer soit borné à la membrane muqueuse.

Je me rappelle également avoir vu plusieurs fois de ces altérations isolées de la membrane musculaire. C'est même cette remarque qui m'a donné la première idée du travail auquel je me livre en ce moment.

Quelquefois, lorsque la tunique musculaire est hypertrophiée, on peut observer qu'elle est comme composée de deux tissus, dont l'un est d'un blanc bleuâtre, demi transparent, tandis que l'autre est d'un blanc plus mat, opaque, et résiste davantage au scalpel ; un examen attentif fait recon-

---

(1) *Dictionn. des sc. médic.*, t. iii, p. 624.

naître que le premier est constitué par les fibres musculaires, tandis que le second n'est que le tissu cellulaire intermusculaire qui a pris l'apect fibreux. Lorsque ce tissu cellulaire acquiert un développement considérable, c'est souvent aux dépens de la membrane musculaire qui s'atrophie, et peut même disparaître entièrement.

Certes, s'il était nécessaire il y a quelques années, d'appeler l'attention sur les maladies de la muqueuse gastrique, cette nécessité est loin d'exister aujourd'hui au même degré. Peut-être, au contraire, le moment est-il arrivé d'appeler sur les lésions, plus ou moins apparentes d'autres parties, l'investigation trop exclusivement dirigée sur ce point. Reconnaissons néanmoins que la muqueuse gastrique est, soit par ses éléments anatomiques et sa texture, soit par son contact avec les aliments, soit par le travail de la chymification, la partie de l'estomac la plus exposée à des lésions morbides. Pour mieux apprécier les changements qu'elle subit dans le cancer de l'estomac, nous considérerons successivement les altérations que peuvent nous offrir dans ce cas le corps muqueux proprement dit, les glandes mucipares, les papilles et les villosités.

Le corps de la membrane muqueuse peut offrir, dans le cancer, toutes les altérations dont il est susceptible.

Ainsi, *sous le rapport de sa couleur*, on l'a trouvé rouge, brun, violacé, ardoisé, noir, d'un blanc mat comme laiteux;

Sous le rapport des altérations de tissus sans perte de substance, il peut être œdémateux, emphysémateux, fongueux, simplement hypertrophié; il peut être induré, diffluent; il peut présenter des excroissances analogues aux verrues, aux polypes ou aux fongus hématodes.

Enfin, *sous le rapport des altérations de tissu avec perte de substance*, il peut être ulcéré, soit à la suite d'inflammation, soit par l'effet d'un ramollissement circonscrit, soit encore à la suite d'excoriations. Ces ulcères peuvent devenir gangréneux; ils peuvent aussi se guérir, et alors il existe à la place de la muqueuse, la pellicule mince et lisse qui constitue la cicatrice.

Les follicules mucipares subissent fréquemment quelque altération dans le cancer de l'estomac; tantôt ils sont beaucoup plus faciles à apercevoir et paraissent en très grand nombre, ce qui indique une augmentation de volume, laquelle existe souvent sans aucune injection rouge ou noire; quelquefois ils présentent une coloration noire à leur sommet; d'autres fois, ces petites glandes tuméfiées sont entourées, à leur base, d'un cercle rouge, et présentent à leur sommet un point grisâtre, qui le plus souvent est déprimé, et donne la tumeur une forme ombiliquée. Dans d'autres cas, le sommet et la base des follicules muci-pares sont ardoisés ou noirâtres. Ces petits organes sont aussi très susceptibles d'ulcérations aiguës ou chroniques : on peut même établir que la majo-rité des ulcères de l'estomac provient de l'ulcéra-tion des glandes mucipares.

L'altération des papilles, dans le cancer de l'estomac, consiste dans leur augmentation de vo-lume, et souvent dans leur injection, dont la cou-leur est extrêmement variable.

Quant aux villosités de la muqueuse gastrique, quelquefois elles sont détruites dans une étendue plus ou moins considérable ; quelquefois elles sont injectées en rouge ou en noir.

Telles sont les altérations que présentent les membranes de l'estomac dans le cas de cancer de cet organe. Passons aux couches cellulaires.

MM. Bayle et Cayol ne parlent pas, dans leur Histoire du cancer de l'estomac, des altérations que cette maladie fait subir au tissu cellulaire sous-muqueux ou sous-séreux. Cependant une étude at-tentive des masses dites squirrheuses et cérébri-formes, que peut présenter le ventricule, montre, sinon toujours, au moins le plus fréquemment, une altération quelconque de ces deux couches de tissu cellulaire. C'est surtout celle à laquelle on donne le nom de sous-muqueuse, qui présente, dans le

cas de cancer, des modifications, soit dans sa couleur, soit dans son épaisseur, soit enfin dans sa
consistance.

Tantôt, au lieu d'offrir comme dans son état
normal, une couleur d'un blanc légèrement jaunâtre, ce tissu cellulaire devient d'un blanc gris
ou d'un blanc mat; quelquefois aussi il est sillonné
par des vaisseaux sanguins, et, dans ce cas, il offre
le vrai type de ce qu'on a appelé tissu encéphaloïde.

Son épaisseur varie, depuis celle d'un pouce et
plus, jusqu'à celle de la toile la plus mince. Une
très grande hypertrophie de la membrane musculaire peut même la réduire à rien.

La densité du tissu cellulaire sous-muqueux est
variable : le plus ordinairement, dans le cas de
cancer, elle est considérablement augmentée, et
égale celle du tissu fibreux.

Non-seulement le tissu cellulaire sous-muqueux
est susceptible d'un grand nombre d'altérations
de nutrition, mais encore il peut donner naissance
à diverses matières sécrétées, telles que des liquides gélatineux, purulents; telles que du tubercule, de la mélanose, etc. Ce sont ces produits
sécrétés étendus sous forme de couches, ou réunis
en foyers, qui donnent aux tumeurs cancéreuses
une consistance et des apparences extrêmement
variables.

Qnoique le tissu cellulaire sous-péritonéal soit

continu avec la partie du sous-muqueux qui a traversé la membrane musculaire, il est plus rarement et moins gravement affecté. On peut remarquer, à ce sujet, que souvent altéré dans la péritonite, il paraît prendre peu de part aux maladies des membranes musculaire et muqueuse, et même à celles de la couche cellulaire sous-muqueuse : du reste, les altérations auxquelles il est sujet sont les mêmes que celles du tissu sous-muqueux.

Bien que l'anatomie pathologique apprenne que le tissu cellulaire sous-muqueux augmenté de volume et induré forme ordinairement la partie la plus considérable des tumeurs squirrheuses ou encéphaloïdes de l'estomac, je crois devoir rapporter ici un fait que j'ai observé, il y a plus d'un an, et qui m'a montré une lésion de ce genre, parvenue à un assez grand développement.

Le 18 octobre 1826, est entré à la Charité, Lebrun, cultivateur, âgé de cinquante ans. Depuis sept ans, Lebrun a éprouvé de fréquents maux d'estomac ; toutefois, il n'a quitté ses occupations que depuis deux mois. A partir de cette époque, les vomissements se sont renouvelés tous les trois ou quatre jours ; selon la déclaration du malade, ces vomissements ont quelquefois été rougeâtres.. Voici l'état dans lequel il s'est présenté à notre observation le 20 octobre :

Symptômes locaux. — On sent, à un pouce au dessous de l'appendice xiphoïde, et un peu à droite, une tumeur oblongue, du volume d'une noix; à gauche, à trois pouces de cette tumeur, sous le rebord des dernières fausses-côtes, et jusqu'à la région de la rate, on sent une autre tumeur rénitente, qui paraît appartenir au grand cul-de-sac de l'estomac; éructations fréquentes et acides; insensibilité de l'épigastre.

Symptômes généraux. — Langue légèrement jaunâtre dans le milieu, rose sur les bords; constipation, pouls régulier non fébrile, face hâlée, très légèrement jaunâtre; front lisse, air calme et rempli d'espoir.

Le 24 octobre, amélioration sensible à la suite de cinq selles, qu'ont produites deux onces d'huile de ricin, conseillées dans l'intention d'évacuer des matières fécales, formant des tumeurs considérables dans plusieurs points de l'intestin.

Le 28 octobre, vomissement d'une très grande quantité de matières noirâtres, mêlées avec du riz, que le malade a mangé avec répugnance.

Le 7 novembre, continuation des mêmes vomissements, diarrhée, affaiblissement très marqué.

Le 9, assoupissement presque continuel, adynamie toujours croissante.

Le 10, le malade se plaint beaucoup d'un catarrhe

pulmonaire intercurrent; peau chaude, halitueuse, moins de faiblesse.

Le 11, le pouls est très petit; peau chaude, mais sèche; le malade, qui jouit de son intelligence, peut à peine prononcer quelques mots.

Mort le 13 novembre, à cinq heures du matin.

L'ouverture, faite le 14, vingt-sept heures après la mort, nous a montré que les parois du pylore étaient épaisses de près de huit lignes, dont six étaient formées par le tissu cellulaire sous-muqueux, une par la membrane musculaire, et la huitième par la muqueuse, le tissu cellulaire sous-péritonéal, et la séreuse, qui paraissait parfaitement saine.

On remarqua aussi à la partie inférieure de la grande courbure de l'estomac, à trois travers de doigt du pylore, une tumeur ronde, du volume d'un petit œuf de poule, présentant à la surface intérieure de l'estomac une matière fongueuse, cérébriforme, que l'on rapporta à la muqueuse, et plus profondément une substance blanchâtre nacrée, criant sous le scalpel, semblable en tout aux corps fibreux que l'on trouve fréquemment entre les couches musculaires de la matrice. L'existence, derrière cette tumeur, de la tunique musculaire ne permettait pas de douter que cette altération appartînt au tissu cellulaire sous-muqueux.

On ne trouva, du reste, rien à noter dans
canal intestinal ni dans ses annexes ; les orgaı
contenus dans le thorax et le crâne étaient dɛ
l'état sain.

Si les auteurs qui ont recueilli un grand nomł
de faits sur les cancers de l'estomac, n'ont ɪ
reconnu que très fréquemment la dimension et
dureté de la tumeur tiennent à l'augmentation
volume et à l'induration du tissu cellulaire soı
muqueux, s'ils ont cru pouvoir constater l'existeı
des tissus squirrheux et encéphaloïde, sans rechɩ
cher ce qu'était devenu cette couche sous-muqueı
qui , ayant changé d'apparence par les altératiı
qu'elle avait subies , présentait cet aspect squ
rheux et encéphaloïde , c'est qu'ils se sont borı
à faire l'anatomie pathologique des organes ɪ
dans leur ensemble, sans faire l'anatomie patho
gique de chacun des tissus qui entrent dans
composition de ces organes : il serait difficile
prévoir où s'arrêtera cette nouvelle série de
cherches, qui a fourni et promet encore à la méɩ
cine de nombreuses et utiles applications.

Des considérations précédentes , on peut cɩ
clure : 1º que toutes les membranes et les dɛ
couches de tissu cellulaire de l'estomac peuvɩ
participer à la formation de tumeurs cancéreusɩ
2º que celles de ces parties qui s'éloignent le p
de leur état normal, sont le tissu cellulaire so

muqueux, la tunique musculaire, la membrane muqueuse, le tissu cellulaire sous-péritonéal ; enfin, la membrane séreuse qui ne paraît jamais affectée que légèrement, et qui, le plus souvent, ne l'est pas du tout.

Une question importante, et dont la solution mérite de nous occuper, est celle-ci : Chacune de ces membranes, chacune de ces couches cellulaires peut-elle être atteinte primitivement du cancer, ou, en termes plus rigoureux, peut-elle subir isolément les altérations dont nous avons vu qu'elle était susceptible dans les maladies cancéreuses qui attaquent plusieurs de ces parties ?

M. le professeur Roux, le premier (1), a cherché à déterminer quelles sont les parties de l'organisme qu'on doit regarder comme pouvant être affectées primitivement du cancer. Depuis, ces recherches ont été continuées avec succès ; mais, pour ne parler que de mon sujet, voici le résultat auquel on est parvenu :

Le tissu cellulaire sous-muqueux peut être atteint primitivement de ce qu'on appelle dégénérescence cancéreuse. M. le docteur Louis a vu, dans plusieurs estomacs, la couche cellulaire sous-muqueuse épaissie, indurée, les membranes et la couche cellulaire sous-péritonéale étant par-

---

(1) Mémoire renfermant quelques vues générales sur le cancer.

faitement saines. J'ai vu moi-même, en 1827, un cas qui vient à l'appui de la remarque faite par l'anatomiste que je viens de citer. M. le professeur Cruveilhier nous a montré un intestin grêle dont toutes les membranes et la couche sous-séreuse étaient dans l'état normal, mais qui offrait, dans une étendue de huit pouces, une augmentation de volume assez considérable de la couche sous-muqueuse, pour donner à celle-ci trois lignes d'épaisseur. C'est également à cette couche cellulaire sous-muqueuse qu'il faut surtout attribuer la formation de ces ulcères secs que l'on rencontre assez fréquemment dans les estomacs dits cancéreux. Dans ces cas, en effet, on voit le tissu cellulaire, augmenté de volume et induré, former un bourrelet circulaire d'une étendue plus ou moins considérable, avec peu ou point d'altération dans la portion de muqueuse qui le recouvre.

La tunique musculaire peut offrir aussi un épaississement partiel avec un aspect bleuâtre, dans des points au niveau desquels la membrane muqueuse, ainsi que les couches cellulaires et la séreuse, sont parfaitement saines. M. Andral a rapporté quelques faits qui viennent à l'appui de cette proposition (1). M. Louis déclare avoir pu

----

(1) *Clinique médicale*, tom. IV.

egalement la vérifier. Toutefois , dans les cas rapportés par lui d'hypertrophie de la totalité de la membrane musculaire , il a vu constamment l'altération de celle-ci être accompagnée de celle des couches cellulaires et même de la muqueuse.

Quant à la membrane muqueuse, MM. Bayle et Cayol se croient autorisés, par les faits qu'ils ont observés, à lui refuser la faculté d'être affectée isolément de la dégénérescence cancéreuse. Mais, quand bien même un grand nombre d'autres faits ne forceraient pas notre conviction, l'analogie nous porterait à lui accorder cette funeste faculté. Pourquoi la muqueuse de l'estomac différerait-elle en cela de celle des lèvres, de l'œil, des fosses nasales, de la vessie, etc. : qu'il me suffise d'emprunter à la clinique de M. Andral un fait propre à dissiper tous les doutes (2).

Un individu entré à la Charité avec tous les symptômes de la gastrite chronique, vomissait chaque jour, depuis long-temps, près de quatre pintes d'un mucus blanchâtre comme glaireux, semblable à du blanc d'œuf qui n'a pas encore été soumis à la coction. Ce mucus était vomi en plusieurs fois dans les vingt-quatre heures ; ce qu'il y avait de remarquable, c'est que les tisanes, les bouillons, les crèmes de riz, les potages, en un

---

(1) *Ouv. cit.*, tom. IV, pag. 399.

mot, le peu d'aliments qui était pris, n'était jamais rejeté. A l'ouverture du cadavre, on ne trouva d'autres lésions dans l'estomac qu'une hypertrophie générale de la membrane muqueuse, avec coloration brune de son tissu, et un développement très prononcé des follicules.

Loin de nier la possibilité de l'altération isolée de la muqueuse, je crois pouvoir penser que les follicules mucipares peuvent être affectées d'une induration comme cancéreuse, avec augmentation de volume, sans que le corps de la muqueuse partage cet état morbide. Quelques-unes des observations de M. Billard sont très favorables à cette manière de voir. Je citerai surtout la soixante-quatrième, dans laquelle on a trouvé toute l'étendue de la surface muqueuse couverte d'un nombre prodigieux de granulations blanches, grosses comme un grain de millet, éparses sans ordre sur la surface gastrique, qui ne présentait pas de traces inflammatoires concomitantes. Ces cryptes mucipares de l'estomac étaient blancs et légèrement ponctués (1).

---

(1) Morgagni nous a transmis un cas, dans lequel l'altération des cryptes mucipares de l'estomac, paraît avoir puissamment contribué à la mort du sujet. Cette altération a été produite par le mercure, dont l'action sur tout le système glandulaire est si remarquable. Voici cette observation :

« Vir annos natus quatuor et quadraginta, cum a patria abesset in

Le tissu cellulaire sous-péritonéal est susceptible des mêmes altérations que la couche sous-
muqueuse. On conçoit qu'il doit quelquefois être
affecté isolément. Cependant, je ne connais aucun
fait qui établisse cette proposition d'une manière
positive.

Enfin, tout porte à croire que la séreuse n'est
jamais atteinte primitivement de la désorganisation
cancéreuse.

Si nous recherchons maintenant quelles sont
les régions de l'estomac qui offrent le plus fréquemment les tumeurs cancéreuses, et si, en
même temps, nous nous rappelons le dévelop-

» montosis et incultis locis, multa adversus levissimam gonorrheam
» virulentam ex argento vivo remedia sumpsit, qualia habere potuit,
» perperam fortasse et preparata et servata. Quibus dum uteretur, ven-
» triculus nonmodo irritabatur, verum etiam vomere cogebatur. Ab eo
» tempore quæcumque comederet aut biberet, cœpit fere omnia reji-
» cere. Ni rejiceret, ventriculi angore, quo semper propemodum sed
» leviter afficiebatur, multo magis torqueri et singultu quoque; at,
» postquam rejecerat, si nova sumeret alimenta, hæc sæpius retinere.
» Multam eamque crassam et pravi saporis expuebat salivam. Pigra al-
» vus, lacte injecto nihil nisi duros recrementorum globulos, redde-
» bat. Et quamvis pulsus necdum quidquam haberet quod ab naturæ
» modo recederet, tamen non erat levis. Plura et varia adversus hunc
» morbum in usum tracta sunt auxilia ; sed incassùm omnia; ut de-
» nique homini moriendum fuerit. — Ventriculus pylorum angustum
» habuit et prædurum et prope hunc ulcusculum; in reliqua autem in-
» teriore facie, multas quasi glandulas passim disjectas. »

pement inégal qu'offrent, dans l'état normal , les membranes et les couches de tissu cellulaire , suivant les divers points de l'organe, nous verrons que le cancer affecte de préférence le pylore , c'est-à-dire la partie de l'estomac où la tunique musculeuse est plus prononcée et plus active , la partie où le tissu cellulaire sous-muqueux présente la couche la plus épaisse, la partie enfin où les follicules mucipares sont en plus grand nombre. Quelle est la région de l'estomac où existent, pour la tunique musculaire, la couche sous-muqueuse, et les follicules mucipares, des conditions contraires à celles que nous venons de signaler? C'est celle du grand cul-de-sac ; c'est aussi celle où le cancer se montre le plus rarement. Ce résultat de l'expérience fait sentir combien l'étude des altérations pathologiques des tissus de l'estomac, dans le cancer de cet organe, est essentielle pour la théorie, et conséquemment pour le traitement de cette redoutable affection.

Nous ne remplirions pas d'une manière complète la tâche que nous nous sommes imposée, si nous ne cherchions pas, autant que nos forces nous le permettent, à déterminer quelle part prend, dans ces lésions, chacun des éléments anatomiques qui entrent dans la composition des parties malades. Faut-il accuser isolément, également ou inégalement, les vaisseaux sanguins , les vaisseaux lymphatiques , la fibre musculaire, la fibre cellulaire et les nerfs?

Les vaisseaux sanguins , peu répandus dans la membrane musculaire, plus nombreux, mais plus déliés, dans la séreuse et les couches cellulaires, ont été , en quelque sorte, prodigués dans la composition de la muqueuse gastrique. D'après cette disposition, il serait facile de prévoir ce que les faits ont démontré, savoir : que dans un grand nombre d'affections cancéreuses de l'estomac, on a trouvé les vaisseaux artériels, et surtout les vaisseaux veineux de la muqueuse, dans un état de plénitude qui donnait à cette membrane une couleur quelquefois rouge , mais plus souvent brune ou noir, dans un ou plusieurs points de sa surface. Souvent aussi on trouve dans le tissu cellulaire sous-muqueux des veines plus ou moins dilatées que l'on aperçoit très bien à travers la muqueuse transparente et amincie. Ces veines ont présenté tantôt un épaississement de leurs parois, tantôt des caillots qui obstruaient leur canal (1).

Quelquefois un vaisseau rompu présente un orifice béant au fond d'une ulcération, et, chose remarquable, cet état du vaisseau ne donne pas nécessairement lieu à l'hématémèse , puisque M. Dalmas fils a trouvé un estomac dans lequel

____

(1) M. Andral, *Clinique médicale*, tom. iv , pag. 415.

existait une semblable rupture de vaisseau , sans
qu'il y ait eu ni vomissement de sang, ni accumulation de ce liquide dans la cavité gastrique (1).

Quoique la membrane musculeuse paraisse recevoir peu de sang dans son état normal, on remarque cependant, dans certains cas d'hypertrophie, qu'elle prend une couleur plus rouge à
mesure qu'elle augmente de volume.

Ce que nous venons de dire de la membrane
musculaire s'applique très bien au tissu cellulaire,
qui, lorsqu'il est augmenté de volume, est souvent
parcouru par des vaisseaux, en général très petits;
et qui ne semblent formés que par une seule
membrane, contenant un liquide rouge ou noir ;
ce qui, comme nous l'avons dit, lui donne les
caractères assignés au tissu encéphaloïde. Quant
à la membrane séreuse, on sait qu'elle devient
rarement rouge, même dans l'inflammation la
plus intense ; on sait qu'on a trouvé du pus à sa surface , sans qu'on ait pu reconnaître dans sa texture

---

(1) Ce fait est tellement extraordinaire, que beaucoup de personnes
penseront que la rupture du vaisseau n'a eu lieu qu'après la mort Je
ferai remarquer que la présence d'un caillot suffirait pour rendre ce
phénomène très naturel , et qu'il existe dans la science des faits bien
constatés, analogues à celui recueilli par M. Dalmas. M. Boyer a vu
plusieurs fois une ouverture du sinus longitudinal supérieur ne donnant lieu qu'à une hémorragie légère que la moindre compression arrêtait. (*Mal. chirurg.* , tom. v, pag. 163.)

aucun changement qui rendît compte de sa formation.

Les vaisseaux lymphatiques de l'estomac n'ont
pas encore, que je sache, offert de lésion anatomique à ceux qui ont examiné les tumeurs cancéreuses de cet organe. Une seule fois M. Andral
a vu un vaisseau lymphatique, partant d'une ulcération de l'estomac, contenir une matière puru-
lente. Ce que M. Andral n'a trouvé qu'une fois
dans l'estomac, il l'a très souvent observé dans
les intestins. Devons-nous croire que la raison de
cette différence est la rareté des vaisseaux chylifères de l'estomac, comparée à leur multiplicité
dans les intestins? Cette opinion me semble très
probable. Quoi qu'il en soit, quelques auteurs ont
pensé que les vaisseaux lymphatiques jouaient un
grand rôle dans ces maladies. C'est ainsi que
Chardel (1) dit : « que, dans certains cas, la lymphe
» parait s'être épanchée dans l'épaisseur des parois
» de l'estomac, ce qui donne à leur coupe un
» aspect analogue à celui du blanc d'œuf durci
» au feu, et leur fait former une tumeur plus ou
» moins volumineuse. »

Cette idée de la coopération des vaisseaux lymphatiques dans le développement des masses can-

____

(1) *Monographie des degénérescences squirrheuses de l'estomac.*
Paris, 1808, pag. 106.

céreuses de l'estomac paraît d'autant plus plausib
à l'auteur que je viens de citer, qu'il remarqu
que très souvent on trouve les glandes lymph;
tiques voisines, les glandes épiploïques et mêm
le foie, dans un état de dégénérescence analogi
à celle de l'estomac ; que les douleurs atroc
qui accompagnent les affections cancéreuses ne
retrouvent pas dans la plupart des squirrhosit
de l'estomac. Enfin, il répète, d'après Bayle, qu
sur cent cadavres ouverts dans les cabinets (
l'école, on rencontre quatre cancers de l'estoma
ce qui prouve que cette maladie est plus fréquen
dans la classe la plus pauvre, parce que leur nou
riture, leur habitation et leur genre de vie pr
disposent aux maladies lymphatiques.

Mais, dirons-nous à notre tour, ce que vc
prenez pour de la lymphe épanchée et coagul
n'est autre chose que les membranes et les coucl
cellulaires diversement altérées, dont l'aspect
changé avec la texture. Quand il existe
liquide épanché, ou plutôt sécrété, rien ne nc
apprend que ce liquide soit de la lymphe. On :
jamais vu l'ouverture par laquelle se serait fait
prétendu épanchement. Nous admettrons ensuil
avec Chardel, qu'une des considérations qui doit
plus nous faire croire que les vaisseaux lympl
tiques ne sont pas étrangers à la maladie, c'
l'altération, non pas constante, mais fréquent

des ganglions lymphatiques voisins, altération qui se communique ensuite à d'autres parties, très probablement au moyen des vaisseaux lymphatiques. Quels sont, en effet, les organes qui offrent le plus souvent des masses squirrheuses, lorsque l'estomac est affecté de cancer? Ce sont certainement les ganglions épiploïques, le foie et le pancréas. Or, l'anatomie nous a appris que l'épiploon, le foie et le pancréas ont des communications fréquentes avec l'estomac, au moyen des vaisseaux lymphatiques. Nous profiterons ensuite d'une autre remarque de Chardel, savoir : que les squirrhes de l'estomac, même lorsqu'ils sont passés à l'état de cancer ulcéré, sont rarement douloureux et ne paraissent le devenir que lorsque la muqueuse est hérissée de fongosités : preuve, entre beaucoup d'autres, que les cancers de plusieurs de nos parties ne sont pas aussi semblables entre eux que quelques personnes semblent le croire.

Quant aux hypothèses élevées depuis quelques années sur l'inflammation des vaisseaux blancs, elles sont trop dénuées de preuves pour que nous adoptions sur parole tout ce qu'on a publié à leur égard.

Je terminerai donc ici ce que j'avais à dire sur les lésions anatomiques des lymphatiques d'un estomac cancéreux, en faisant le vœu que l'en

6*

thousiasme avec lequel on avait accueilli, apr
les travaux de J. Hunter , de Mascagni ,
Cruiskanck, de Sœmmering , l'idée d'une gran
influence du système lymphatique dans l'écon
mie, ne soit pas remplacé par un oubli moins fon
que le sentiment auquel il succèderait.

Nous n'avons rien à ajouter relativement à
part que prend la fibre musculaire dans la fo
mation des tumeurs cancéreuses de l'estomac ,
ce n'est que cette fibre ne paraît alors subir
changement que dans son volume, et non da
sa nature, dans sa composition intime.

Il n'en est pas de même de la fibre cellulaire.
quelquefois, dans le cancer de l'estomac, el
augmente ou diminue de volume sans perd
aucune de ses qualités physiques, le plus souve
sa couleur et sa consistance sont changées. Ce n'e
plus une simple hypertrophie, comme pour
fibre musculaire, c'est une véritable altération
texture.

Enfin, le système nerveux est-il affecté dans
cancer de l'estomac ?

Si nous consultons l'analogie, nous serons fon
à répondre que les nerfs de l'estomac peuve
être affectés de cancer, même primitivemer
On trouve, en effet, de nombreux exemples
cancer des nerfs dans une thèse du docteur Te

rier (1), dans une thèse du docteur Viel-Hautmesnil (2), dans l'ouvrage de M. Jules Descot, sur les
affections locales des nerfs. M. Moutard-Martin a
vu une tumeur cancéreuse dans le nerf médian,
tumeur dont l'extirpation fut suivie du développement d'une masse cancéreuse dans le cerveau,
et, par suite, de la mort du malade.

J'ai pu observer moi-même, à la Charité,
en 1826, chez un vieillard de quatre-vingt-cinq ans,
une tumeur ronde, du volume d'une noix, très
douloureuse à la pression, qui existait au niveau
et à la partie externe de l'articulation huméro-
cubitale. Le malade qui portait cette tumeur ayant
succombé à un anévrysme du cœur, deux jours
après son entrée à l'hôpital, on put voir qu'elle
était formée par le nerf musculo-cutané externe.
Un examen attentif fit reconnaître que le nevrilème et les filets nerveux étaient distendus, écartés
par une petite masse squirrheuse, du volume d'un
gros pois, qui était située plus profondément. Ce
fait, et un autre très analogue rapporté par
M. J. Descot (3), prouvent, contre MM. Bayle
et Cayol (4), que le cancer n'appartient pas tou-

---

(1) *Observations et considérations sur le cancer.* Paris , 1806.
(2) *Considérations générales sur le cancer.* Paris, 1807.
(3) Ouvrage cité, pag. 262.
(4) Article cité, pag. 613.

jours au nevrilème plus qu'à la substance qu'il enveloppe.

M. Gendrin m'a dit avoir trouvé dans un état évident d'hypertrophie des filets nerveux se rendant à des glandes mammaires cancéreuses.

Mais a-t-on trouvé les nerfs de l'estomac cancéreux?

L'année dernière, M. Cruveilhier a cru reconnaître la dégénérescence cancéreuse du pneumogastrique droit, au niveau du cardia, chez un individu présentant un énorme cancer de l'estomac.

Je ne connais, dans la science, aucune observation qui résolve aussi directement, aussi positivement la question, que le fait suivant dont j'ai été témoin, il y a peu de mois.

M. T....., âgé de cinquante-deux ans, employé au ministère de la guerre, ex-employé aux vivres de l'armée, était devenu sujet à des douleurs rhumatismales, après un grand nombre de nuits passées au bivouac. De retour dans ses foyers, il éprouvait de temps en temps ces douleurs, qui se dissipaient toujours d'elles-mêmes après quelques jours. Jusqu'en 1817, la santé de M. T..... ne fut pas sérieusement altérée. Mais, à cette époque, il ressentit dans la région épigastrique des douleurs qu'il rapporta à son rhumatisme, et que ses parents attribuèrent à la gêne que devaient éprouver les viscères, par suite d'une ancienne déviation de la colonne vertébrale. Les digestions, qui d'abord n'avaient pas été troublées, commencèrent à devenir pénibles. Des vomissements eurent lieu, les matières vomies furent successivement un mucus limpide et filant, puis un liquide noirâtre. Ces vomissements résistèrent opiniâtrement aux moyens par lesquels on les combattit. Le malade alarmé consulta M. Dubois, qui déclara qu'on devait croire à l'existence d'un squirrhe du pylore. Tout espoir semblait perdu, lorsque M. le docteur Ouvrard, alors interne à l'Hôtel-Dieu, conseilla au malade de prendre une potion fortement opiacée, afin, disait-il, de voir si les accidents dépendaient d'une irritation inflammatoire ou d'une irritation nerveuse. Le lendemain du jour où cette potion calmante fut administrée, tous les accidents avaient cessé. Quelques jours après, le malade put sortir et reprendre ses fonctions au ministère.

A partir de ce moment, M. T..... a joui de toute sa santé; ses digestions se sont faites parfaitement, et, pendant dix ans, rien ne lui aurait rappelé le danger qu'il avait couru, s'il n'avait conservé l'habitude de rendre, tous les matins, une assez grande quantité de mucosités limpides. Au mois de juin 1827, il fut repris de douleurs dans la région de l'estomac, douleurs qui se répandirent bientôt dans tout le ventre. Néanmoins, il ne changea rien ni à son régime ni à ses travaux ordinaires. Un dévoiement abondant et douloureux fut la suite de cette imprudence. Il y avait déjà un mois que le malade était atteint d'une gastro-entérite évidente, lorsque M. Broussais fut appelé et conseilla un traitement fortement antiphlogistique et une diète sévère. Le peu de succès obtenu de ces moyens engagea M. T..... à ne les employer qu'avec négligence. Cependant la maigreur devenait extrême et les forces diminuaient chaque jour. On eut alors recours à M. Fouquier. M. Fouquier, se fondant sur l'existence d'une tumeur située entre l'ombilic et les fausses côtes du côté gauche, déclara, malgré l'absence des vomissements, qu'il existait un squirrhe de l'estomac. Son pronostic fut très fâcheux. Il prescrivit une potion antispasmodique et calmante, l'eau de Seltz, des pilules savonneuses et un régime très léger et très doux. Le malade suivait les conseils de l'habile et sage praticien que je viens de nommer, lorsque, le 17 août, la famille de M. T..... m'engagea à lui donner des soins. Voici l'état dans lequel je trouvai le malade à ma première visite : *Symptômes locaux* ; je reconnus très facilement à travers les parois abdominales amincies, à une distance à peu près égale de l'ombilic et des fausses côtes gauches, une tumeur dure, rénitente, présentant à peu près le volume d'un œuf de pigeon. Je n'osai affirmer si cette tumeur

était formée par les membranes et couches cellulaires composant l'estomac, ou bien si elle était
due à un engorgement des ganglions lymphatiques
qui ceignent la grande courbure de ce viscère.
J'avoue même que je penchais pour cette dernière
opinion, tant à cause de l'absence des vomissements qu'à cause de l'intégrité apparente des
fonctions de l'estomac. La pression sur le ventricule ne déterminait aucune douleur, quoique des
élancements fort pénibles se fissent, de temps en
temps, sentir spontanément dans cette région.
Le malade rendait plusieurs fois par jour une
pituite filante, mais sans âcreté. *Symptômes généraux.* La langue était uniformément rose et humide ; pas de soif, constipation, urines claires et
abondantes. La respiration était libre. Les forces
permettaient à peine au malade d'aller de son lit à
son fauteuil. Attente tranquille d'une mort prochaine.

Je conseillai l'application continue de cataplasmes émollients et narcotiques sur la tumeur,
l'usage d'une potion gommeuse et opiacée, et pour
toute nourriture du lait coupé.

Après huit jours de ce traitement, la tumeur
était sensiblement plus souple ; les douleurs avaient
cessé de revenir ; l'expuition muqueuse était beaucoup moins abondante. Cependant la constipation
continuait. Le peu de matières fécales qui était

rendu, offrait cette singularité, qu'elles semblaient avoir passé à travers un intestin d'un calibre moitié moindre que le calibre ordinaire du rectum.

Je me décidai, non sans avoir beaucoup hésité, à prescrire quelques grains de calomélas, pour faire cesser la constipation, toujours si fâcheuse en pareil cas. Le malade eut plusieurs selles et dit être bien soulagé.

Le surlendemain de l'action de ce léger purgatif, que je n'avais employé qu'à regret, le dévoiement persista, et les douleurs reparurent. Je m'empressai d'employer des émollients à l'intérieur et à l'extérieur. A cette époque, c'est-à-dire le 25 août, M. T..... tomba dans un état d'anéantissement dont il était fort difficile de le faire sortir. Cet état n'aurait pas été pénible pour le malade, s'il n'avait eu en même temps une toux assez opiniâtre, qui ne me parut réclamer aucun soin particulier, la percussion et l'auscultation n'indiquant aucune gêne dans les viscères de la poitrine. Enfin, le 28 août, M. T..... expira sans souffrir et sans se plaindre.

Le 29 août, à sept heures du soir, vingt-deux heures après la mort, je fis l'ouverture du cadavre, conjointement avec MM. les docteurs Duhamel et Pinel. Voici l'extrait du procès-verbal que nous remîmes à la famille :

Habitude extérieure. Très grande émaciation ;

quelques raies verdâtres existantes sur l'abdomen annoncent un commencement de putréfaction, que confirme une odeur fétide. La colonne vertébrale est déviée de droite à gauche par l'altération des huit dernières vertèbres dorsales. Cette déviation ne présente aucune saillie considérable.

Abdomen. Les viscères du bas-ventre et de la poitrine étant mis à découvert, on voit une tumeur d'une consistance très ferme, occupant la grande courbure de l'estomac, et se prolongeant antérieurement et postérieurement jusqu'à la petite courbure où elle cessait d'être sensible, pendant la vie, parce qu'elle était recouverte par un prolongement du lobe gauche du foie. Cette tumeur, offrant une étendue transversale de trois pouces environ, est située à deux pouces du cardia et à trois pouces du pylore ; le cardia et le pylore sont dans l'état sain. L'estomac étant séparé du canal intestinal, une incision pratiquée le long de la petite courbure fait voir que ce viscère contient une petite quantité de mucosités adhérentes à ses parois.

La membrane muqueuse, d'un blanc grisâtre, d'une consistance ordinaire, est épaisse d'une demi-ligne dans l'endroit correspondant à la tumeur. En cet endroit, et près du pylore, on remarque des corps blanchâtres, de forme circulaire, d'une étendue variée, qui paraissent être des follicules mucipares augmentés de volume.

Le tissu cellulaire sous-muqueux, d'un blanc mat, d'une consistance lardacée, présente, dans la partie malade, une épaisseur qui varie d'une ligne à deux au moins.

La membrane musculaire, d'un blanc bleuâtre demi-transparent, d'une grande consistance, offre dans toute l'étendue de la tumeur, une hypertrophie en rapport inverse avec l'augmentation de volume de la couche cellulaire sous-muqueuse. Dans quelques endroits, la membrane musculaire offre une épaisseur de plus d'une ligne.

La couche cellulaire sous-péritonéale et le péritoine sont tellement unis, qu'il est difficile de les isoler. Ils ont, ainsi réunis, l'aspect d'une membrane dermoïde.

En suivant avec attention le cordon œsophagien droit, on reconnaît que son volume ordinaire, depuis le cardia jusqu'à la partie supérieure de la tumeur, *double tout à coup, ce qui est très sensible dans l'espace d'un pouce environ.* Ce cordon nerveux, qui, en augmentant de volume, n'a pas changé de couleur ni de consistance, pénètre ensuite la tumeur, et il devient impossible de le distinguer des membranes et couches cellulaires malades.

La plupart des ganglions lymphatiques qui garnissent les courbures de l'estomac, sont dans un état d'engorgement. Aucun d'eux ne contient de tubercule.

Les vaisseaux sanguins et lymphatiques de l'estomac ne présentent aucune particularité remarquable.

Le reste du canal intestinal offre à noter, 1° une rougeur ramiforme et légèrement striée dans la première partie du duodénum, première partie dont la muqueuse et la couche cellulaire sous-jacente présentent un peu d'épaississement ; 2° une rougeur capilliforme dans le cœcum et la partie supérieure du colon ; 3° un rétrécissement du calibre du rectum, tel qu'on n'y peut faire pénétrer que le petit doigt.

Le péritoine est tacheté par quelques granulations, surtout dans sa portion sous-diaphragmatique gauche.

Le foie est parfaitement sain. La vésicule est remplie d'une bile épaisse et verdâtre ; les intestins contenaient fort peu de matières fécales et peu de bile, malgré l'état inflammatoire du duonénum.

Région cervicale et thoracique. Le larynx présente au-dessous des cordes vocales une injection assez prononcée. La trachée et les premières bronches sont dans l'état sain ; les secondes et troisièmes ramifications bronchiques offrent une rougeur légère. Aucune partie du poumon n'est indurée. Les lobes inférieurs sont engoués, surtout dans leur partie postérieure, tandis que le sommet offre les différents tissus qui le composent, dans un état de sécheresse remarquable ; ce qui porte à penser que la présence d'une eau sanguinolente dans les parties les plus déclives, est un effet cadavérique dû aux lois de la pesanteur. A la partie la plus élevée du poumon droit existent deux tumeurs lipomateuses, grosses, l'une comme une petite noix, l'autre comme une aveline ; ces tumeurs paraissent formées aux dépens du tissu cellulaire qui sépare la plèvre des vésicules pulmonaires.

Les plèvres costales et viscérales sont adhérentes dans une grande partie de leur étendue. Cette adhérence est plus complète du côté droit.

Le cœur, la crosse de l'aorte et le commencement des vaisseaux qui en partent, examinés avec soin, n'offrent aucune altération. Le sang, en très petite quantité, est d'une fluidité remarquable.

J'ai cru devoir rapporter dans tous ses détails cette observation, qui me paraît importante sous plusieurs points de vue. Je n'en tirerai ici que cette conséquence, savoir : qu'un rameau gastrique de la huitième paire a été trouvé évidemment altéré lors de l'existence d'une tumeur squirrheuse de l'estomac.

Ajoutons que la considération des parties dans lesquelles se developpe le plus souvent le cancer

fournit de grandes probabilités en faveur de l'opinion qui attribue aux nerfs une coopération active dans la formation des masses cancéreuses. Ces
parties sont, en effet, celles qui, par elles-mêmes,
ou par leurs relations sympathiques, semblent être
les plus sensibles de l'économie. Ce sont le sein,
la matrice, le testicule, la lèvre inférieure, l'estomac, le rectum, seules portions du canal intestinal qui reçoivent des nerfs du système cérébro-
spinal. En parlant du cancer du pharynx, MM. Bayle
et Cayol (1) remarquent que quelquefois on a pu
reconnaître que la maladie avait commencé dans
le tissu cellulaire des environs du pharynx? Or, ne
devons-nous pas nous rappeler que c'est là qu'existe
le plexus pharyngien? Enfin, n'est-ce pas une
chose digne d'attention que la séreuse de l'estomac,
qui paraît si peu susceptible de devenir cancéreuse,
soit précisément la seule membrane de ce viscère
dans laquelle tout porte à penser qu'il n'existe pas
de nerfs cérébraux?

Toutefois, quelque importance qu'on doive attacher à ces faits, il n'en faudrait pas conclure que
le cancer ne peut se développer que là où existent
des branches du système nerveux cérébro-spinal.
On sait, par exemple, que les reins, qui ne reçoivent aucun nerf de la vie de relation, ont été

______

(1) Article cité, pag. 613.

trouvés cancéreux. Ceci paraîtra peu étonnant à ceux qui, dans l'étude du tri-splanchnique, prenant plutôt pour guide Lobstein que Bichat, regardent comme trop tranchée la distinction posée par ce dernier, entre ce qu'il appelait le système nerveux de la vie animale, et le système nerveux de la vie organique. Des recherches minutieuses, des dissections pénibles ont appris au célèbre anatomiste de Strasbourg qu'il y avait, sinon identité, au moins les plus grands rapports d'organisation entre ces deux systèmes. On a reconnu aussi que certains excitants, tels qu'un courant galvanique, les passions, les maladies, manifestaient dans les filets du tri-splanchnique, l'existence des propriétés que nous montrent les nerfs cérébraux et rachidiens, dans l'état normal. Enfin, on s'accorde aujourd'hui à reconnaître que si on n'est pas fondé à refuser au système cérébro-spinal une action évidente sur certaines sécrétions et sur la nutrition, il est cependant juste de convenir que la nutrition et une grande partie des sécrétions sont plus spécialement soumises à l'influence du système ganglionnaire. Rien donc de plus naturel, que de voir une tumeur cancéreuse qui n'est que le résultat d'une nutrition, et quelquefois de sécrétions anormales, exister dans des parties qui ne reçoivent que des filets du tri-splanchnique. Mais cette considération n'est nullement contraire à l'opinion, qui admet que la disposition que présentent nos différents organes à la dégénérescence cancéreuse est en proportion avec le développement de leur sensibilité, sensibilité que nous pouvons déterminer, soit par les effets directs que nous observons, soit par leurs correspondances sympathiques.

Si ce que nous venons de dire paraît peu d'accord avec la rareté des altérations qu'ont offertes les nerfs d'un estomac affecté de cancer, nous devons nous souvenir que l'anatomie pathologique, souvent aussi utile par ses résultats négatifs que par ses observations positives, nous apprend qu'il n'est pas de désordre nerveux qui ne puisse exister sans lésion appréciable des nerfs malades. Conséquemment, le système nerveux peut être le point de départ de la maladie qui nous occupe, et d'un grand nombre d'autres, sans qu'on puisse constater en lui le moindre changement anatomique. Du reste, l'étude que nous allons faire des causes, des symptômes, de la marche et du traitement de la maladie, pourra puissamment contribuer à lever nos doutes sur l'importance du rôle que joue le système nerveux dans la formation du cancer de l'estomac.

CHAPITRE IV.

Examen des causes, des symptômes et du traitement du cancer de l'estomac.

§ I.

Causes.

Ce Mémoire renfermant quelques vues qui ne sont pas généralement admises, et mon intention étant de parcourir les causes, les symptômes et le traitement, du cancer de l'estomac, pour découvrir quels doivent être et quels sont les tissus primitivement, et principalement affectés dans ce cas ; je crois devoir, au lieu de tracer moi-même le tableau de ces causes, de ces symptômes et de ce traitement, emprunter à MM. Bayle et Cayol la peinture fidèle qu'ils nous en ont donnée. C'est une précaution que je regarde comme nécessaire, pour éviter le reproche de voir avec des yeux prévenus, et pour avoir plus de chances d'arriver à la vérité.

Les causes du cancer sont générales ou locales. « Parmi les premières, les plus fréquentes sont les » passions tristes, les chagrins prolongés, l'abus » des plaisirs vénériens, le célibat, la suppres-

» sion d'une évacuation naturelle, comme les mens-
» trues ; accidentelle comme les fleurs blanches,
» les hémorrhoïdes, les dartres ; ou bien enfin ar-
» tificielle, comme les cautères, les exutoires. »

Si nous arrêtons un instant notre attention sur ces causes générales, nous voyons qu'il en est parmi elles qui sont les mêmes que celles qui développent habituellement l'inflammation dans nos divers organes. Mais d'un autre côté, nul doute que la plupart agissent primitivement et principalement sur le système nerveux. Le cerveau, ressentant d'abord les effets de l'action des facultés intellectuelles et affectives, compromet les organes renfermés dans l'épigastre, très propablement au moyen de la huitième paire, qui, comme tout le monde sait, vient s'épanouir dans le plexus hépatique, dans le plexus solaire, et surtout dans l'estomac (1).

« Les causes locales sont les coups, les froissé-
» ments, l'abus des liqueurs alcooliques et du
» vin blanc, surtout lorsque ces substances sont
» prises à jeun ; les phlegmasies aiguës et chro-
» niques de l'estomac, enfin ses névroses. »

1° *Les coups et les froissements.* Beaucoup de

---

(1) M. Dupuis, professeur à Alfort, m'a dit avoir suivi jusque dans la rate d'un cheval, des rameaux nerveux appartenant évidemment aux pneumo-gastriques. Cette découverte n'a pas encore été confirmée chez l'homme.

praticiens ont vu, et j'ai soigné moi-même des malades atteints d'affections cancéreuses de l'estomac, dont ils faisaient remonter l'origine à des coups reçus sur la région épigastrique ; une compression habituelle, exercée sur la même partie, a paru quelquefois agir de la même manière.

Un chapelier, de ceux qui, pour fouler le tissu des chapeaux, appuient constamment l'abdomen contre le bord d'une planche inclinée, se présente un jour à l'Hôtel-Dieu, avec une tumeur située à la région épigastrique. Au centre de cette tumeur existait une eschare gangréneuse. L'eschare fendue, il sortit par l'ouverture une grande quantité de matière putride, mêlée de matières alimentaires. Le malade mourut quelques jours après cette opération. L'examen cadavérique fit voir que la partie antérieure de l'estomac, devenue squirrheuse, avait contracté adhérence avec la paroi abdominale, et était dégénérée en putrilage cancéreux (1).

Les faits de ce genre sont sans doute bons à noter ; cependant ils ne doivent pas nous faire oublier que les régions de l'estomac les moins exposées à l'action des corps extérieurs, sont les plus sujettes aux dégénérations squirrheuses. C'est en effet

---

(1) Dissertation sur les squirrhes de l'estomac, par J. S. Aussant.

le pylore, le cardia, la petite et la grande courbures
qu'elles attaquent de préférence.

2° *Les liqueurs alcooliques prises à jeun.* Elles
ont été regardées par les uns comme la cause la
plus fréquente de la maladie que nous étudions,
tandis que Chardel établit que, parmi les très nombreuses observations qu'il a citées, une seule peut
être regardée comme propre à étayer cette opinion. On ne peut attribuer qu'à une réunion de
circonstances bien extraordinaires cette remarque
de Chardel, qui, en observant de nouveaux faits,
n'aurait pas manqué d'en rencontrer un grand
nombre, qui nécessairement aurait modifié sa manière de voir. C'est parce qu'on a trop fréquemment vérifié combien l'usage de l'eau-de-vie, prise
à jeun, en plus ou moins grande quantité, est
pernicieux, que les ouvriers aisés préfèrent avec
raison le vin blanc, dont il se fait à Paris et ailleurs
une très grande consommation chaque matin. Ne
faut-il pas rapprocher de ces liqueurs irritantes
les liquides qui, déposés ou séjournant dans l'estomac, peuvent acquérir un grand degré d'âcreté?
Certes, il est permis de regarder comme exagérée
l'opinion de Hunter, qui ayant trouvé la membrane
interne de l'estomac détruite dans plusieurs points
chez des criminels qui consentirent à s'abstenir
pendant un certain temps de toute nourriture avant
d'être exécutés, en conclut que la faim peut faire

du suc gastrique un violent caustique. Mais, d'ur
autre part, il ne faut pas perdre de vue ce sent
ment de brûlure, de déchirure, que produisent dar
l'estomac, soit des aliments qui ont acquis une plu
ou moins grande acidité, soit des mucosités dor
les qualités ont été altérées ; dans ce cas, en effet
la douleur et les autres désordres ne cesseror
qu'au moment où ces matières irritantes auror
été expulsées.

3° *Les phlegmasies aigües et chroniques de l'es*
tomac. Les travaux de plusieurs observateurs mo
dernes ont démontré que cette cause du cancer d
l'estomac, productrice selon les uns, simplemer
occasionelle selon les autres, était la plus fre
quente de toutes. Les preuves qu'ils ont données d
cette vérité sont consignées partout ; aussi me gar
derai-je bien de les rapporter ici. Soutenir l'opi
nion contraire, c'est dire qu'à la suite de l'ir
flammation chronique de l'estomac, on ne vo
jamais l'augmentation de volume, et l'induratio
des membranes muqueuse et musculeuse, des cou
ches cellulaires sous-muqueuse et sous-séreuse
Or si, comme la chose est bien certaine, cette pré
tention est en opposition directe avec les faits,
faudra bien admettre que l'inflammation chroniqu
de l'estomac amène quelquefois à sa suite le cance
de cet organe, ou du moins des altérations patho
logiques, qui ne diffèrent pas sensiblement d

celles qui nous font reconnaître cette maladie, ce qui, à la vérité, est différent sous plusieurs rapports. En effet, l'identité d'aspect de l'altération d'un organe ne prouve pas l'identité de la nature de la maladie; une glande inguinale, atteinte d'un engorgement vénérien ou scrophuleux, présente, dans les deux cas, le même aspect, et cependant la différence de la cause et des moyens curatifs annonce une différence dans la nature de ces affections.

Et, d'une autre part, admettre qu'une gastrite chronique peut être suivie d'une dégénérescence cancéreuse des tissus de l'estomac, ce n'est pas reconnaître que tout cancer suppose une inflammation antécédente de l'estomac, ce n'est pas reconnaître surtout que cette inflammation est toujours le phénomène primitif, le point de départ de la maladie.

Les mêmes organes pouvant présenter des altérations anatomiques semblables, et être atteints de maladies différentes, le cancer de l'estomac étant souvent la suite d'une phlegmasie chronique, mais pouvant exister indépendamment de cette phlegmasie, on peut, on doit, sans contester à l'inflammation son importance, rechercher si d'autres systèmes que celui ou siège spécialement l'inflammation ne sont pas altérés primitivement ou secondairement.

4° *Les névroses de l'estomac.* Aussitôt qu'on aura appliqué aux névroses en général, et à celles de l'estomac en particulier, la méthode sévère qu'exige le bien de la science, le nombre de ces maladies sera singulièrement diminué. Que sont en effet la cardialgie, le pyrosis, le vomissement nerveux, la dyspepsie, la boulimie, le pica, si ce n'est une affection des rameaux gastriques de la huitième paire, affection qui, tantôt ne produit qu'un sentiment de resserrement douloureux dans l'épigastre (cardialgie), tantôt augmente et altère la sécrétion des follicules muqueux (pyrosis), tantôt excite la contraction des fibres de l'estomac et synergiquement celle du diaphragme et des muscles abdominaux (vomissement nerveux), tantôt enfin produit une digestion lente, pénible, quelquefois douloureuse (dyspepsie) ; ou une faim insatiable (boulimie), ou une aversion pour les mets ordinaires, accompagnée d'un vif appétit pour les substances qu'on a généralement en aversion (pica)? Faire autant de maladies différentes qu'une lésion quelconque peut avoir de symptômes pour se manifester, c'est surcharger le cadre nosologique de distinctions nuisibles. Ne voyons-nous pas tous les jours une névralgie dentaire produire ou de la douleur seulement, ou, en même temps, des contractions musculaires plus ou moins irrégulières, une sécrétion plus abondante de salive, le gonflement inflammatoire des gencives? Cependant, malgré cette multiplicité de symptômes, nous donnons à cette maladie le seul nom de névralgie dentaire.

Après avoir ainsi assigné à ce mot névrose de l'estomac la valeur que nous devons y attacher, cherchons à déterminer si ces maladies, ou plutôt si l'irritation de la huitième paire peut être cause de la dégénérescence cancéreuse de l'estomac. Pour arriver à ce but, deux questions me semblent devoir être posées.

Première question : L'inflammation de l'estomac, que nous avons vue amener quelquefois à sa suite le cancer, peut-elle être produite par l'irritation nerveuse?

Deuxième question : Des accidents d'abord purement nerveux ont ils quelquefois été suivis du cancer de l'estomac?

M. Broussais a dit, en 1821 (1) : « Le siége primitif de toutes les maladies est dans le système » nerveux; toutes, dans leur principe, sont de » véritables névroses. Cet état d'isolement est rarement durable, et, en général, l'affection s'est » bientôt communiquée à d'autres tissus, et de là » toute la pathologie. »

____

(1) *Essai sur quelques points de la pathologie médicale*, p. 20.

Sans admettre , avec M. Broussais, que les maladies de toutes nos parties , même de celles où la présence du système nerveux n'a jamais pu être constatée, soient la suite de névroses , je crois que la congestion sanguine , qui constitue à elle seule l'inflammation pour beaucoup de médecins, ne mérite ce nom que lorsqu'elle est déterminée, entretenue par l'irritation nerveuse, laquelle, à son tour, peut, je le sais, être produite, augmentée, soutenue par la plénitude des vaisseaux , par la distension ou la compression qui en résulte. C'est là le fait fondamental du contro-stimulisme , qui, tout en tenant compte de l'afflux sanguin et de ses effets , s'occupe surtout à remonter au stimulus , au tissu irritant, qu'il cherche à modifier convenablement.

Au reste, quand bien même on se refuserait à reconnaître que l'irritation nerveuse est une condition nécessaire de l'existence de toute inflammation, il n'en serait pas moins certain que cette irritation nerveuse peut donner lieu à l'inflammation d'un grand nombre de nos organes , et spécialement à celle de l'estomac.

M. Brodie , en Angleterre, a vu les poumons d'un chien s'enflammer , à mesure qu'il tourmentait les nerfs pneumo-gastriques mis à découvert.

M. Geudrin , en répétant ces expériences , a vu l'estomac s'enflammer.

Je ne citerai qu'un fait, pris chez l'homme, mais il me paraît concluant.

La colique saturnine, qui affecte essentiellement, et quelquefois isolément le système nerveux, est souvent accompagnée des symptômes les plus caractéristitiques de la gastrite aigüe, et même de la fièvre. Dans ce cas, M. Lerminier ne craint pas d'administrer le traitement dit *de la charité*, qui enlève l'affection nerveuse et l'inflammation gastrique. Tous les jours, cette expérience est renouvelée à la Charité par l'habile praticien que je viens de citer, et le succès est à très peu près constant.

Ce fait, qui me semble devoir modifier dans bien des circonstances, et la théorie et le traitement de certaines inflammations, de certaines fièvres, prouve, en même temps, d'une manière incontestable, que l'inflammation de l'estomac peut reconnaître pour cause une irritation d'abord purement nerveuse. Comment concevoir que le traitement dit de la charité guérisse une gastrite aigüe, si ce n'est en regardant celle-ci comme résultat d'une affection nerveuse, dont la guérison est suivie de celle de la maladie secondaire?

Quant à notre seconde question, elle présente encore moins de doute : Tous les auteurs sont d'accord à ce sujet, tous reconnaissent que des accidents purement nerveux ont souvent précédé, pendant plus ou moins long-temps, le cancer de l'estomac. Chardel (1) s'exprime ainsi : « Les vomissements spasmodiques ne finissent-ils pas souvent par produire à l'estomac des squirrhes, qu'on eût prévenus en attaquant convenablement la maladie encore dans sa première période?» Un excellent observateur, M. Louyer-Villermay, place les lésions organiques à la tête des maladies auxquelles les vomissements nerveux peuvent donner lieu (2). Pinel, Bayle et M. Cayol sont du même avis. J'insiste beaucoup sur l'unanimité des auteurs relativement à cette question, parce que cette unanimité pourra nous affermir dans quelques vues qui concernent le traitement.

La solution des deux questions proposées nous conduit donc à penser : 1° que l'inflammation de l'estomac peut être produite par l'irritation nerveuse ; 2° que des accidents, d'abord purement nerveux, ont souvent été suivis du cancer de l'estomac ; 3° que, conséquemment, l'irritation nerveuse paraît pouvoir être cause médiate ou immédiate du cancer de l'estomac.

Il est une dernière cause locale du cancer de l'estomac dont les auteurs ne parlent pas, et que

---

(1) Ouvrage cité, p. 198.

(2) Article *Vomissement nerveux* du *Dictionnaire des Sciences médicales*.

je ne crois cependant pas devoir passer sous silence. S'il est prouvé que la membrane musculeuse est presque toujours active dans le vomissement, ne peut-on pas affirmer que la répétition fréquente de cet acte doit amener son hypertrophie? N'est-ce pas, en effet, une des propositions les mieux démontrées de la physiologie, que celle qui établit que les muscles acquièrent d'autant plus de volume, qu'ils sont plus fréquemment exercés? Les épaules des boulangers, les mollets des danseurs nous offrent chaque jour de nouvelles preuves de cette vérité. L'inaction, au contraire, réduit ordinairement les muscles à un très petit volume, comme on le voit lorsqu'une fracture a exigé le repos absolu d'un membre. En vain chercherait-on à nier que la remarque, si généralement vraie pour le système musculaire de la vie de relation, le fût également pour celui de la vie nutritive. Les hypertrophies du cœur, suite de ses battements violents et multipliés, renversent cette supposition. Examinons donc quelle est l'action de la musculeuse gastrique dans le vomissement.

Il est incontestable que les fibres charnues ne sont pas placées sur l'estomac pour rester inutiles, « Aussi, dit M. Bégin, n'aurait-on pas compris » la pensée de M. Magendie, si l'on tirait de son » Mémoire cette conclusion que l'estomac est

» absolument inerte. Cet organe jouit, pendant
» la digestion des aliments et pendant le vomis-
» sement, de mouvements en vertu desquels
» il revient sur lui-même et s'applique sur les
» substances qu'il renferme ; mais ces mouve-
» ments sont lents, ondulatoires, et paraissent peu
» énergiques ; ils sont, ajoute le même auteur,
» incapables de faire jaillir avec force, par la
» bouche, les aliments contenus dans l'esto-
» mac (1). »

Je crois que M. Bégin, tout en reconnaissant
l'action de la tunique musculaire du ventricule,
restreint trop l'effet de cette action, et cela parce
qu'il a confondu l'action de l'œsophage et du
pharynx avec celle de l'estomac. En effet, quelque
violente que soit la compression exercée sur l'estomac par le diaphragme et les muscles larges
de l'abdomen, il faut reconnaître que les matières vomies ne passeront pas par l'œsophage
et par le pharynx, comme par un tube inerte.
Si elles sont lancées avec force hors de la bouche, elles le seront, non par les contractions
de l'estomac, du diaphragme et des muscles
abdominaux, mais bien par les contractions plus
ou moins violentes de l'œsophage et du pha-

____

(1) Article *Vomissement* du *Dictionn. des sciences médicales.*

rynx, organes si riches en fibres musculaires et en nerfs (1).

Cette remarque me semble très importante, en ce sens que dans la considération du phénomène du vomissement, il est essentiel de constater que le mouvement anti-péristaltique de l'estomac, suffira très souvent pour conduire jusque dans l'œsophage les matières contenues dans l'organe principal de la digestion. Le reste dépendra de la disposition de l'œsophage. Cela est si vrai, que la volonté réussit à arrêter un mouvement anti-péristaltique parvenu déjà dans une partie assez élevée de l'œsophage. Pourquoi les contractions du diaphragme et des muscles abdominaux, soit pendant l'acte de la défécation , soit pendant celui de la parturition, ne produisent-elles pas le vomis-sement? C'est encore parce que le mouvement anti-péristaltique de l'estomac et de la partie sus-diaphragmatique du canal intestinal n'existe pas. Je suis donc autorisé à croire que ce mouvement est la condition essentielle du vomissement ; la contraction du diaphragme et des muscles abdo-minaux ne me paraît qu'une action secondaire, synergique.

____

(1) Lorsque sur un chien , on irrite un pneumo-gastrique dans une des branches qui contournent l'œsophage, on voit celui-ci se contracter subitement, brusquement, tandis que, sous l'influence du même irri-tant, les contractions de l'estomac sont à peu près insensibles.

Si la tunique musculaire de l'estomac est plus
ou moins violemment exercée dans le vomissement, elle l'est encore moins vivement, mais
d'une manière plus répétée, dans le travail de
la chymification. Non-seulement elle agit de manière à presser dans tous les sens les solides et
les liquides contenus dans la cavité gastrique,
mais encore elle promène, en quelque sorte, le
bol alimentaire sur tous les points de la surface
gastrique. Cette action, intermittente chez les
sujets qui digèrent bien, devient continuelle ou
presque continuelle chez ceux dont les digestions
sont lentes et pénibles. D'une part, les aliments
séjournent beaucoup plus long-temps dans l'estomac, et, d'une autre part, les gaz qui cherchent
à le distendre exigent une contraction d'autant
plus active, qu'ils sont en plus grande quantité,
ou qu'ils ont une plus grande force d'expansion.

Dans certains cas, la membrane musculaire de
l'estomac, fatiguée, épuisée, en quelque sorte,
par la répétition trop fréquente d'un travail
excessif, ne se contracte plus. Bientôt elle se laisse
distendre, et on peut voir alors l'estomac tripler,
quadrupler de volume, et descendre jusques près
de la symphise des pubis.

Concluons que, puisque le vomissement et une
chimification laborieuse exigent, de la part de la
fibre musculaire de l'estomac, des contractions

plus ou moins violentes, plus ou moins conti-
nues, c'est là une cause locale du cancer de
l'estomac, qu'on observe souvent sous forme
d'hypertrophie de la tunique musculaire de cet
organe.

§ II.

Symptômes du cancer de l'estomac.

Rien ne me semble plus propre à perfectionner
la médecine que le rapprochement attentif, approfondi, des symptômes avec les conditions d'a-
natomie normale ou pathologique des organes
malades. Parcourons donc avec soin les princi-
paux symptômes que nous offrent les maladies
désignées sous le nom de cancer de l'estomac, et
cherchons, autant que la chose nous paraîtra possible, à déterminer à quelle partie de l'organe,
à quel tissu il faut attribuer chacun d'eux. Dans
ce but, je rapporterai les symptômes dans l'ordre
établi par MM. Bayle et Cayol, et j'ajouterai
les réflexions qui me paraîtront propres à faire
ressortir la vérité.

Premier symptôme. « Sentiment de malaise
» et quelquefois de plaisir dans la région épi-
» gastrique. »

Évidemment, ce symptôme doit être rapporté

aux nerfs de l'estomac , puisqu'à eux seuls appartient la sensibilité.

Deuxième symptôme. « Il se développe dans
» l'estomac une grande quantité de gaz , soit
» inodores , soit fétides. »

La plus grande obscurité règne encore sur la
cause du dégagement , ou , si l'on veut, sur l'organe de la sécrétion des gaz dans l'estomac et
dans les intestins. M. Gendrin a compris entre deux
ligatures une portion d'intestin enflammé , pour
constater quel est l'effet de l'inflammation sur la
production des gaz. Mais , d'une part , ces expériences ne l'ont mené à aucun résultat constant ;
et , d'une autre part, on n'aurait pu en tirer
aucune conclusion pour établir le rôle que joue
alors, soit le système sanguin , soit le système
nerveux , puisque , par la ligature , si ce n'est aussi
par la seule inflammation , les nerfs de l'intestin
lié participaient nécessairement à la maladie des
vaisseaux. Ce n'est qu'en comparant la quantité
plus ou moins considérable des gaz qui existent
dans des maladies de nature différente , que nous
pourrons obtenir quelques données sur l'élément
anatomique qui paraît le plus affecté , lorsque
s'opère leur plus grand dégagement. Il suffit de
comparer ce qui se passe dans l'entérite et l'hy-
pochondrie , pour voir que la lésion du système
nerveux paraît beaucoup plus contribuer à leur

production que celle du système vasculaire. Aussi a-t-on donné le nom de *vapeurs* aux maladies nerveuses ou hypochondriaques (1).

Troisième symptôme. « Les malades commen-
» cent à vomir une matière incolore, aqueuse ou
» filante, aigre ou insipide. »

Ne peut-on pas demander encore si l'irritation nerveuse qui a déterminé un sentiment plus ou moins pénible à l'épigastre, qui a produit un dégagement de flatuosités abondantes, n'est pas aussi la cause, ou du moins une des causes, et de ces contractions musculaires qui amènent le vomissement et de la sécrétion plus abondante des glandes mucipares qui ont fourni la matière de ce vomissement ? Je sais que, d'après la direction générale des idées, on ne verra dans ce symptôme qu'un signe d'une gastrite légère. C'est le système sanguin qu'on accusera d'avoir provoqué la sécrétion et l'expulsion de ces mucosités. Je suis loin de nier que ce soit ainsi qu'il faille quelquefois interpréter les phénomènes ; toutefois je

______

(1) En constatant le pouvoir de l'influence nerveuse sur la production des gaz, je ne crois nullement connaître la cause de ces gaz. Nous ignorons complètement quel est l'organe qui les sécrète. C'est là un des innombrables exemples de l'embarras qu'éprouvent les explicateurs physiologiques qui raisonnent comme si toutes les causes des phénomènes de la vie nous étaient connues.

pense que souvent on ne doit pas en tirer la même conséquence.

Mais on insiste, et on dit : « Un organe sécréteur ne peut augmenter ses produits, qu'en recevant une plus grande quantité de sang. »

Sans examiner ici la question de savoir si les organes sécréteurs n'ont pas la faculté de retirer, suivant leurs dispositions, plus ou moins de produits de la même quantité de sang, je répondrai qu'en accordant qu'un plus grand afflux sanguin ait été nécessaire à une plus abondante sécrétion, cet afflux n'a pas précédé sa cause. Or, quelle est cette cause, si ce n'est l'excitation donnée aux follicules mucipares par le système nerveux? La sécrétion folliculaire est tellement subordonnée à l'innervation, que MM. Tiédemann et Gmelin ont expérimenté que la section de la huitième paire arrêtait la digestion, en supprimant la production du suc gastrique. MM. Breschet, Milne Edwards et Dupuis ont vérifié le résultat de ces expériences. Qui ne sait, enfin, que nos passions ont la plus grande influence sur nos sécrétions en général, et en particulier sur celle du suc gastrique? Cette influence s'exerce-t-elle par le système sanguin ?

Je trouve une seconde objection consignée à l'article *vomissement*, du Dictionnaire des Sciences médicales; la voici : « Lorsque les vaisseaux san-

» guins, qui entrent en si grand nombre dans
» la muqueuse gastrique, sont remplis par un
» travail phlegmasique, cette membrane devient
» plus irritable, et comme ce sont les impres-
» sions qu'elle reçoit qui excitent exclusivement
» les mouvements des bandes musculeuses situées
» derrière elles, il est évident que la cause du
» vomissement, dans ce cas, est la maladie du
» système sanguin. »

D'abord, l'auteur de l'article cité a eu tort
d'affirmer que la muqueuse gastrique provoque
exclusivement la contraction des fibres musculaires ; je n'en veux pour preuves que les exemples,
rappelés par lui, de Bichat, de Montègre et de
cet employé de la guerre dont M. Richerand
rapporte l'histoire, qui vomissaient à volonté.
L'ordre de la volonté ne me paraît nullement
avoir besoin d'aller jusqu'à la muqueuse, pour
rétrograder ensuite jusqu'à la membrane musculeuse.

En second lieu, si dans une partie enflammée la
sensibilité est plus vive, je n'attribue pas ce phénomène à des tissus insensibles ; je suis encore
obligé de le rapporter au système nerveux dont
les conditions normales ont été primitivement
altérées par une cause quelconque ; ou le sont
secondairement par la congestion sanguine. Dans
l'un et l'autre cas, il est tout naturel que l'irrita-

tion nerveuse puisse déterminer la contraction musculaire.

Ainsi, l'augmentation de la sécrétion folliculaire, le vomissement des matières sécrétées, ne peuvent avoir lieu sans la mise en jeu du système nerveux gastrique.

Continuons maintenant l'examen des symptômes que présente le cancer de l'estomac dans des degrés plus avancés.

Quatrième symptôme. « Quelques gorgées d'a-
» liments sont rejetées après le repas, d'abord
» sans altération, puis avec une couleur brune ou
» noire, comme s'ils étaient délayés dans une
» décoction de tabac, dans du café ou dans du
» chocolat. »

Quel est cet état des vaisseaux de la muqueuse qui amène le vomissement d'une quantité, quelquefois énorme, de matières noirâtres ou brunâtres? Nous l'ignorons. Nous savons seulement que c'est à tort que l'on a cru qu'elles provenaient toujours d'un ulcère ou d'un vaisseau rompu; le plus souvent elles sont le produit d'une exhalation qui suppose une lésion quelconque des capillaires de la muqueuse gastrique (1).

---

(1) Cette exhalation d'un liquide, dont la cause productrice est encore moins soupçonnée que sa nature, est aussi un de ces nombreux phénomènes dont nos connaissances ne nous rendent qu'un compte bien incomplet.

Selon MM. Breschet et Rostan, ce liquide noirâtre est de la mélanose liquide.

L'analyse chimique fait penser à MM. Lassaigne
et Barruel que c'est du sang plus ou moins altéré,
mêlé à des mucosités.

Cinquième symptôme. « Les accidents ci-dessus
» disparaissent quelquefois pour reparaître après
» un certain temps, dont la durée varie depuis
» quelques semaines jusqu'à six mois et plus.
» Enfin, ils deviennent habituels et acquièrent de
» jour en jour un nouveau degré d'intensité ;
» c'est alors que la sensibilité de l'estomac, per-
» vertie de mille manières, donne lieu aux phé-
» nomènes les plus singuliers. Telle substance
» alimentaire qui avait toujours été digérée avec
» facilité, provoque les nausées et le vomisse-
» ment, tandis qu'un autre aliment, en apparence
» beaucoup plus indigeste, ne détermine aucun
» de ces accidents. Un phénomène bien plus sin-
» gulier encore, c'est le choix que l'estomac
» paraît faire entre plusieurs substances qu'on
» introduit en même temps dans sa cavité, et la
» faculté qu'il a de rejeter les unes en conservant
» les autres, malgré l'état de mélange dans lequel
» elles doivent nécessairement se trouver. On voit
» quelquefois des malades qui vomissent, peu de
» temps après un repas, des aliments qu'ils ont
» pris la veille et même plusieurs jours aupa-

» ravant, sans rejeter ceux du dernier repas. A
» la même époque, et quelquefois plus tard, on
» observe de nouveaux dérangements des fonctions
» digestives, tels qu'un hoquet opiniâtre, des
» coliques analogues aux coliques venteuses et
» spasmodiques, presque toujours accompagnées
» de constipation. »

Qui ne retrouve dans l'intermittence des accidents, dans ce choix de l'estomac pour certains aliments, dans ce hoquet et dans ces coliques flatulentes, accompagnées de constipation, les caractères et les symptômes ordinaires des maladies nerveuses? En faisant cette remarque, je suis loin de penser que, quand le cancer de l'estomac est aussi avancé, les systèmes sanguin et lymphatique ne prennent pas une grande part à la maladie; je constate seulement que les symptômes font surtout ressortir l'état de souffrance des nerfs.

Sixième symptôme. « En palpant l'abdomen,
» on découvre assez ordinairement, dans la région
» épigastrique, une tumeur dure, plus ou moins
» volumineuse, qui paraît inégale ou unie, mo-
» bile ou adhérente aux parties voisines, indolente
» ou légèrement sensible à la pression. »

Les follicules mucipares ont sécrété habituellement une quantité de mucosités beaucoup plus abondante que dans l'état normal. Des contractions

presque continuelles de la membrane musculeuse
ont lieu , soit pour l'appliquer sur les liquides et
sur les gaz contenus dans l'estomac , soit pour
expulser les matières irritantes déposées à la
surface de la muqueuse. Celle-ci, en proie à une
phlegmasie plus ou moins vive, ou du moins troublée dans sa nutrition ou ses sécrétions , a commu-
niqué l'irritation au tissu cellulaire sous-muqueux,
intermusculaire et sous-péritonéal. De là , l'augmentation de volume et l'induration plus ou moins
inégales des follicules mucipares , de la tunique
musculaire, de la membrane muqueuse et du tissu
cellulaire. Les lymphatiques peuvent probablement aussi, par leur engorgement, augmenter le
volume des parties malades ; enfin, le système
nerveux lui-même, principal auteur du désordre,
peut, à la suite d'une irritation prolongée, prendre
un accroissement sensible de volume , comme je
l'ai remarqué sur des filets nerveux se rendant à
des ganglions bronchiques malades; comme je l'ai
vu dans un plexus hépatique se distribuant à un
foie affecté d'une hépatite chronique ; comme
on l'a observé dans des tumeurs blanches du genou;
comme on peut le constater tous les jours sur des
matrices contenant le produit de la conception;
comme M. Gendrin l'a vu sur des filets nerveux se
rendant à des glandes mammaires cancéreuses ;
comme MM. Duhamel, Pinel et moi, l'avons vu sur

le sujet de l'observation rapportée page 86 de (
Mémoire (1).

De ces causes réunies résulte la tumeur di
cancéreuse.

Septième symptôme. « L'estomac est un orga
» si important, que ses fonctions ne s'exécuta
» plus que très imparfaitement, l'économie tc
» entière doit bientôt participer à sa malad
» L'amaigrissement augmente graduellement,
» face se grippe, le pouls devient serré, peti
» les malléoles sont souvent œdématiées; la pe
» subit une décoloration particulière. »

Ces symptômes généraux n'étant que la su
nécessaire d'un mal porté à son plus haut degr
et ne nous fournissant que peu de secours pc
établir la nature et le traitement de la malad
nous ne nous y arrêterons pas. Je ferai seulem(
observer que, dans cette dernière période
cancer de l'estomac, MM. Bayle et Cayol n'(
pas compris au nombre des symptômes, ni (
altération quelconque de la couleur de la langi
ni la soif, ni la sensibilité de l'épigastre, n

---

(1) M. de Blainville se croit en droit d'établir comme une loi, qi
système nerveux est toujours, chez les divers animaux, dans un d
loppement proportionnel à celui de la partie qu'il doit animer. C(
paraît vrai en anatomie comparée l'est-il également dans l'anat(
pathologique de l'homme?

fièvre. Est-ce une omission de leur part? je suis loin de le penser.

§ III.

Traitement du cancer de l'estomac.

Le traitement est souvent la pierre de touche la plus sûre, pour reconnaître le siége et la nature d'une maladie. Aussi, en passant rapidement en revue les remèdes qui sont le plus fréquemment dirigés contre le cancer de l'estomac, notre but principal sera de chercher à constater de quelle manière, et sur quel élément anatomique agit chacun d'eux. Cette recherche nous fera peut-être reconnaître que si l'empirisme a, dans ce cas, indiqué la plupart des remèdes convenables, la théorie, sévèrement déduite de l'observation, peut faire de ces remèdes une application plus sûre, plus large et plus heureuse.

1° Les évacuations sanguines, souvent répétées, ont été regardées comme le meilleur remède préservatif et curatif des cancers en général, et de celui de l'estomac en particulier, par Feraon en Angleterre; en Allemagne, par Hufeland; et en France, par les médecins de l'école physiologique. Le docteur Olmade (1) a rapporté vingt-cinq ob-

---

(1) Appréciation de la méthode antiphlogistique dans le traitement de quelques lésions organiques. Paris, 1824.

servations qui tendent à prouver l'efficacité de ce
traitement dans les maladies cancéreuses. M. Costin
a publié, dans les Archives (1), dix observations de
squirrhes de diverses parties, guéris par M. Lisfranc, au moyen de la méthode antiphlogistique.
Je n'hésite pas à penser que cette méthode peut
être, dans des cas nombreux , d'une grande efficacité. Le tort de ceux qui l'ont vantée ne me paraît
consister que dans l'idée où ils sont qu'elle convient toujours, et exclusivement. Ils semblent
avoir oublié que nos organes ne sont pas formés
par des vaisseaux sanguins seulement, et qu'il
existe d'autres maladies que la plénitude de ces
vaisseaux. Si la congestion sanguine constitue quelquefois le désordre principal , et même primitif, elle est bien plus souvent l'effet d'une cause
irritante, qui a agi d'abord sur le système nerveux.

2° Le second moyen dirigé contre le cancer de
l'estomac consiste dans une médication narcotique.
La ciguë, la jusquiame, la morelle, la belladone,
l'opium, sont les médicaments avec lesquels on
cherche le plus souvent à soulager les douleurs, à
dissiper les flatuosités, à modérer les vomissements.
Nous devons faire observer que cette indication
de modifier le système nerveux a été reconnue par

_____

(1) Août, 1826.

tous ceux qui ont eu des cancers d'estomac à traiter, quelle que fût, d'ailleurs, la théorie admise par eux.

3° Des boissons, tantôt adoucissantes, tantôt légèrement amères, tantôt purgatives, ont été employées avec quelqu essuccès dans diverses périodes de la maladie. N'est-ce pas en changeant les conditions que présentait la muqueuse, et surtout ses follicules mucipares, que ces moyens ont amené des résultats favorables?

Pouvons-nous croire, avec Chardel, que les toniques éloignent la disposition cancéreuse, en modifiant le système lymphatique ?

L'eau de chaux, les savonneux paraissent avoir pour action principale de changer la composition des mucosités gastriques.

Une remarque importante s'applique à l'emploi des narcotiques et à celui des médicaments que nous venons d'indiquer ; c'est qu'on ne les a jamais conseillés que comme remèdes palliatifs. La saignée seule a joui jusqu'ici de la réputation, contestée il est vrai, de prévenir, et même de guérir les tumeurs qui menacent de devenir cancéreuses.

Forcé de revenir, dans le chapitre suivant, sur les considérations précédentes, je ne les étendrai pas davantage. Ce que je viens de dire suffit pour nous montrer que les moyens employés agissent, tantôt sur le système sanguin, tantôt sur le système glandulaire de l'estomac, tantôt sur les vaisseaux lymphatiques, tantôt enfin sur le système nerveux. Nous chercherons bientôt à déterminer quelle est celle de ces médications qui a donné, et qui promet les plus heureux résultats.

CHAPITRE V.

Comparaison du cancer de l'estomac et de la gastrite chronique.

Après avoir cherché à nous faire une idé exacte et complète des maladies désignées sous le nom de cancer de l'estomac, à l'aide de l'étude de ses lésions anatomiques, de ses causes, de ses symptômes et de son traitement, tâchons de donner la solution de la question que nous nous sommes particulièrement proposé de résoudre.

Existe-t-il quelque différence entre le cancer de l'estomac et la gastrite chronique, sous le rapport des lésions anatomiques, des causes, des symptômes et du traitement.

Il est bien entendu que, sous le mot de *gastrite*, nous comprenons, non-seulement l'inflammation de la muqueuse, mais aussi celle de la tunique musculaire, et des deux couches de tissu cellulaire. L'inflammation de la portion de séreuse qui recouvre l'estomac appartient, non à la gastrite, mais à la péritonite ; c'est une irrégularité consacrée par l'usage, et qui nous importe d'autant moins, que le péritoiue n'est que très rarement et très légèrement altéré dans le cancer de l'estomac.

M. Abercombrie a fait, sur l'inflammation aiguë
de chacune des membranes et couches cellulaires
de l'estomac, des recherches qu'il serait à désirer
qu'on continuât et qu'on étendît à l'état chronique. Quoique les lumières fournies par le travail que je propose jetteraient un grand jour sur
la question qui nous occupe, nous nous contente-
rons, à son défaut, des connaissances que nous
avons sur la gastrite chronique, connaissances qui
heureusement suffisent pour la solution que nous
cherchons.

§ I.

Comparaison des lésions anatomiques du cancer de l'estomac et de la
gastrite chronique.

Je ne doute en aucune façon que toutes les lésions anatomiques, observées dans les maladies
dites cancéreuses de l'estomac, ne puisse se re-
trouver dans cet organe, affecté de gastrite chronique. Ainsi, pour n'insister que sur celles de ces
lésions qui ont été données comme appartenant
spécialement, exclusivement, au cancer de l'estomac, on trouvera, dans l'un et l'autre cas, un
tissu blanchâtre, lardacé, criant sous le scalpel,
si le tissu cellulaire est augmenté de volume et induré; dans l'un et l'autre cas, on pourra voir un
tissu demi-transparent, d'un aspect bleuâtre, si,

par suite de l'inflammation de la muqueuse, ou par toute autre cause, la membrane musculaire souvent contractée est restée hypertrophiée(1). Dans les deux maladies, des sécrétions gélatineuses, mélaniques ou autres, pourront être déposées dans le tissu cellulaire malâde. Si la muqueuse a été le siége d'une phlegmasie chronique, elle pourra être épaissie, indurée, ulcérée, comme dans le cancer de l'estomac; on trouvera même, dans l'un et l'autre cas, les caractères du prétendu tissu encéphaloïde, si, par la prolongation de la maladie, des vaisseaux viennent à sillonner le tissu cellullaire induré; si des végétations de la muqueuse présentent un tissu blanchâtre, mollasse, plus ou moins injecté.

Toutefois, dira-t-on, c'est bien plus souvent dans des cas de cancer de l'estomac que dans des gastrites chroniques, que l'on a pu découvrir une ou plusieurs tumeurs dans la région épigastrique, que l'on a vu l'organe malade offrir une dimension

---

(1) Bayle a écrit, en plusieurs endroits, que son opinion était qu'il existait des squirrhes de différents genres. Si la mort n'eût enlevé trop tôt à la science cet observateur exact et consciencieux, l'ouvrage qu'il a promis nous aurait probablement montré un squirrhe différent pour chaque tissu compris dans la tumeur cancéreuse.

Je suis certain de faire plaisir à mes lecteurs en leur annonçant que je viens d'apprendre de M. Bayle neveu, qu'il s'occupe en ce moment de la publication du manuscrit de son oncle.

extraordinaire et descendre jusqu'au pubis, Ma
on peut répondre que le degré d'une maladie r
change pas sa nature, et que comme ce sont tou
jours les membranes et les couches cellulaires c
l'estomac qui, augmentées de volume et indu
rées, forment des tumeurs plus ou moins ren
tentes(1), qui, cédant aux causes qui les distenden
offrent une capacité beaucoup plus grande, c
tumeurs et ces accroissements de cavités ne pr
sentent qu'un développement plus grand des a
térations que la gastrite chronique laisse ordina
rement à sa suite.

Nous admettons donc qu'il est impossible, da
l'état actuel de la science, de distinguer les alt
rations organiques qui constituent un cancer (
l'estomac, de celles qui sont dues à une gastri
chronique.

Il ne faut cependant pas tirer de cette resser
blance d'aspect, la conséquence que ces de
maladies sont identiques, ou que le cancer est to
jours la suite de la gastrite chronique : des fa
nombreux démontrent la fausseté de cette doul
conséquence. Pour le prouver, il me suffira : 1°
rappeler que nous connaissons un grand nombre
cas dans lesquels un organe peut s'offrir à no
sous les mêmes apparences, et cependant av

____

(1) Quand je dis que le cancer de l'estomac consiste dans l'augm

deux maladies bien différentes : par exemple, un ganglion lymphatique affecté de syphilis ou de scrophule, un testicule affecté de cancer ou de syphilis, etc. ; 2° d'examiner si l'augmentation de volume et les altérations diverses de la muqueuse, de la tunique musculaire et des couches cellulaires, que nous avons vues constituer les tumeurs cancéreuses, ne peuvent pas se développer *sans inflammation.*

La membrane muqueuse peut présenter, *sans inflammation* préalable, un grand nombre des altérations que nous avons reconnues dans les maladies cancéreuses de l'estomac, et qui existent aussi dans la gastrite chronique. Ainsi, elle peut être le siége d'une congestion mécanique, non inflammatoire, qui lui donnera une rougeur capilliforme, ramiforme, etc. *Sans inflammation,* elle peut être emphysématheuse, œdémateuse, fongueuse ; elle peut présenter des végétations ana-

---

tation de volume et l'induration des membranes et couches cellulaires de l'estomac, j'entends qu'une de ces parties au moins présente cet accroissement de dimension et de densité. Je sais, et j'ai prouvé, que très fréquemment une ou plusieurs des membranes et couches cellulaires, qui sont en contact avec celles qui sont augmentées de volume et indurées, subissent des changements en sens contraire. C'est ainsi que quelquefois la couche cellulaire sous-muqueuse ayant pris un développement très considérable, on ne trouve plus ni la membrane muqueuse, ni la membrane musculaire ; c'est surtout alors qu'on a pu voir une masse cancéreuse présentant un aspect homogène.

logues aux fongus hématodes, sans aucun cercle inflammatoire, comme l'ont vu J.-F. Meckel (1), Breschet (2), Rullier (3), Billard ; elle peut enfin, sans inflammation, être amincie, ulcérée, comme l'ont démontré MM. Billard et Jules Cloquet (4).

La couleur noire de quelques points de la muqueuse n'est pas toujours une preuve d'une inflammation antécédente. M. le docteur Alphonse Guérard a récemment prouvé, par des expériences directes, que le gaz hydrogène sulfuré pouvait produire cette couleur noire.

La réflexion que nous venons de faire, relativement à la membrane muqueuse en général, s'applique très bien aux glandes mucipares. « Elles
» sont, dit M. Billard, susceptibles d'un dévelop-
» pement anormal et non inflammatoire, qu'on
» reconnaît à la plus grande facilité qu'on a de les
» apercevoir, à leur grand nombre et à l'existence
» de matières muqueuses très abondantes. »

C'est à tort qu'on regarderait la production d'une grande quantité de mucosités comme une preuve certaine d'inflammation. Dirait-on qu'il y

---

(1) *Manuel d'anatomie descript. et pathol.*, t. iii, p. 444.

(2) *Bulletin de la Faculté*, t. v, p. 376.

(3) *Revue médic*, t. ii, avril 1824, p. 148.

(4) Nouveau *Journal de méd.*, janvier, 1818. Mémoire intitulé : *Ulcères par ramollissement circonscrit de la membrane muqueuse, sans rougeur ni tuméfaction.*

a inflammation des poumons dans les cas désignés sous le nom d'asthme humide, quoiqu'alors il y ait une grande sécrétion de mucosités? La coque-luche ne produit-elle pas souvent la sécrétion abondante d'un mucus plus ou moins séreux, sans que rien annonce une inflammation?

M. Rostan a rapporté un exemple remarquable d'une sécrétion analogue de la pituitaire (1). « Un hypochondriaque d'une haute stature, d'une
» forte constitution, exempt de toute affection
» organique, est pris, à diverses heures du jour,
» quelquefois sans cause appréciable, quelquefois
» à la suite d'une vive impression morale, d'un
» écoulement très abondant d'une mucosité lim-
» pide, chaude, âcre, qui sort par les narines.
» Cet écoulement dure deux ou trois heures,
» plus ou moins, et cesse tout à coup. La pitui-
» taire rentre dans son état ordinaire, comme
» s'il n'était rien arrivé. » Personne ne confondra un pareil écoulement, quel que soit l'organe qui en soit le siége, avec une inflammation.

Quant aux papilles nerveuses de l'estomac, quelques auteurs, parmi lesquels je citerai M. le professeur Chaussier, les croient susceptibles d'é-rection ; mais ce sujet a besoin d'être éclairci par de nouvelles observations.

---

(1) *Médecine clinique*, t. II, p. 119.

Les villosités peuvent-elles être injectées e
rouge ou en noir, sans être enflammées? Il m'e
impossible de répondre à cette question.

L'hypertrophie et l'induration de la tuniqu
musculaire supposent-elles toujours l'inflammatio
de cette partie? Je ne le pense pas, et voici su
quoi je me fonde :

Nous voyons tous les jours, d'une part, des in
flammations musculaires parcourir leurs période
et se terminer sans produire une augmentation d
volume des muscles malades; et d'une autre par
nous voyons tout aussi fréquemment des muscl
augmenter de volume et de densité à proportio
de l'exercice qu'on leur donne, sans qu'ils soie
exposés à aucun travail phlegmasique. Si don
dans le cancer de l'estomac, nous trouvons l
tunique musculaire hypertrophiée et indurée, no
sommes conduits à rapporter cette altération
moins autant à ses contractions fréquentes qu
l'afflux inflammatoire. Toujours est-il prouvé q
l'exercice de la membrane musculaire de l'estom
est une cause suffisante de son hypertrophie.

Relativement aux altérations que nous avo
signalées dans les couches cellulaires, non-seul
ment les faits nous portent à penser qu'ils so
généralement la suite d'une congestion infla
matoire; mais ils semblent même éloigner l'i
de toute autre cause. Ne pourraient-elles pa
cependant, devenir le siége d'un engorgem

lymphatique, œdémateux ou autre, sans inflammation? Toute altération de sécrétion suppose-t-elle nécessairement une inflammation?

Malgré tout ce que je viens de dire, malgré la large part que j'ai faite à l'inflammation, il est encore quelques personnes qui soutiendront que l'hypertrophie est, non pas quelquefois, mais toujours, le résultat d'une phlegmasie manifeste ou latente.

Examinons quelles sont les bases sur lesquelles on se croit fondé à soutenir cette opinion.

On dit : « Si, d'un côté, on remarque habi-
» tuellement une augmentation de volume dans
» les organes qui ont été enflammés; si, d'un
» autre côté, nous savons qu'il existe un grand
» nombre de phlegmasies latentes, pourquoi ne
» pas admettre que toutes les fois qu'il existe une
» augmentation de volume, elle est due à une
» phlegmasie manifeste ou latente? Qui ne sait,
» d'ailleurs, que le principal phénomène de l'in-
» flammation est une congestion sanguine, con-
» gestion qui semble aussi être la condition la plus
» favorable d'un excès de nutrition? La physio-
» logie s'accorde donc avec la pathologie pour
» prouver qu'il y a la plus grande ressemblance
» entre l'augmentation de volume due à une
» inflammation et l'hypertrophie. »

Reprenons les faits et les déductions qu'on en

a tirées, pour voir si celles-ci sont bien légitimes.

Je ne conteste pas qu'un des effets du travail phlegmasique, soit souvent une augmentation de volume de la partie malade. Il est très vrai aussi qu'il existe un grand nombre de phlegmasies latentes. Cependant on n'est pas fondé à conclure que toute hypertrophie est la suite d'une inflammation :

1° Parce qu'il faut distinguer une tumeur inflammatoire dans laquelle l'augmentation de volume tient à la plénitude du système capillaire, peut-être à l'engorgement du système lymphatique, de l'hypertrophie d'un organe due à une assimilation plus abondante ;

2° Parce que, dans l'inflammation, le sang cesse de circuler dans une quantité plus ou moins grande de vaisseaux capillaires, tandis qu'il n'y a rien de semblable dans l'hypertrophie ;

3° Parce que, s'il arrive quelquefois que l'organe enflammé ait pris un accroissement de nutrition, cet accroissement, en quelque sorte accidentel, ne paraît pas dépendre nécessairement de l'inflammation, qui souvent laisse les parties malades dans un état d'émaciation remarquable ;

4° Parce qu'il n'est nullement démontré que la nutrition d'une partie soit en raison de l'abondance du fluide nourricier qui lui est apporté :

Il paraît, au contraire, que la bonne disposition des éléments constitutifs de cette partie, la qualité du fluide apporté , sont des conditions bien plus favorables et bien plus importantes que la quantité de ce fluide. Or, je le demande, que trouve-t-on dans un organe enflammé, sinon des tissus malades auxquels arrive un sang plus ou moins altéré (1)?

5° Parce que, s'il est vrai, comme je le pense, que l'inflammation n'existe réellement que quand la congestion sanguine est déterminée ou entretenue par le système nerveux modifié , rien ne nous prouve que cette modification soit identique avec celle qui paraît être la plus favorable à la nutrition. Il semble qu'il y a ici différence plus que dans le degré, il y a différence dans le mode. Aussi, j'estime qu'il y a une distinction essentielle à établir entre l'action du système nerveux dans l'inflammation, et cette même action dans l'hypertrophie, soit par rapport aux parties assimilantes ou aux tissus, soit par rapport au fluide à assimiler ou au sang.

Meckel a très bien vu que l'inflammation est un état dans lequel le sang afflue avec une grande abondance vers un point de l'économie , avec tendance à une formation nouvelle. Dans l'hyper-

____

(1) L'inflammation altère toujours les fluides de la partie enflammée. M. Broussais, proposition 104.

trophie il n'y a aucune tendance semblable. L'une désorganise, l'autre organise. En d'autres termes, et comme mon frère me paraît l'avoir démontré (1), *la phlegmasie consiste dans une augmentation de la sensibilité et de l'expansabilité, avec diminution de la contractilité*. La force d'assimilation peut, dans les cas d'inflammation, rester la même, augmenter ou diminuer, suivant des circonstances indépendantes de l'intensité de la maladie.

Il résulte de ces considérations que des tumeurs cancéreuses de l'estomac peuvent se développer sans inflammation, ce qui, sans doute, n'éloigne pas l'idée d'une ressemblance exacte, au moins pour nos moyens d'investigation, entre l'aspect des tumeurs dues à la gastrite chronique et celui des tumeurs cancéreuses; mais ce qui suffit pour rejeter toute idée d'identité.

§ II.

Comparaison des causes du cancer d'estomac et de celles de la gastrit chronique.

Quelques causes sont communes à ces deux maladies, d'autres sont particulières à l'une ou à l'autre. Au lieu de classer ces causes commune

(1) *De l'irritation et de la phlegmasie*, Paris, 1825, par Victor Prus Mémoire couronné par la Société médicale du Gard.

et particulières d'une manière plus ou moins arbitraire, j'exposerai successivement celles de la gastrite chronique et celles du cancer de l'estomac, d'après leur importance et leur degré de fréquence.

Causes de la gastrite chronique. (Je suis obligé de donner celles de la gastrite aiguë, dont la gastrique chronique n'est, en quelque sorte, que la prolongation, avec des symptômes moins intenses.) Boissons à la glace prises quand le corps est en sueur ; suppression de transpiration ; suppression ou omission d'une évacuation sanguine ; habitude d'une alimentation et de boissons très excitantes ; excès de table ; contusions extérieures sur l'épigastre ; rétropulsion de la goutte, du rhumatisme ou d'un exanthème cutané ; violent accès de colère.

Causes du cancer de l'estomac. Ce sont surtout les passions tristes, les chagrins prolongés, l'abus des boissons spiritueuses, l'usage immodéré des plaisirs vénériens, les fortes contusions de l'épigastre, la suppression d'une évacuation sanguine ou d'un exanthème.

Ne peut-on pas établir, d'après cet exposé, que les causes plus particulières à la gastrite chronique, sont celles qui déterminent une congestion sanguine vers l'estomac, tandis que les causes du cancer de cet organe agissent plus spécialement sur le système nerveux ?

§ III.

Comparaison des symptômes de la gastrite chronique et de ceux du cancer de l'estomac.

Je ne connais aucune différence à établir entre les symptômes de quelques cancers de l'estomac et ceux de certaines gastrites chroniques. On a cru long-temps que le vomissement de matières ayant la couleur du café ou du chocolat appartenait essentiellement à l'affection cancéreuse, dans laquelle on le rencontre très fréquemment ; on sait maintenant qu'il est loin d'être rare dans la gastrique chronique.

J'en ai observé un exemple remarquable chez un cultivateur âgé de quarante-deux ans, ayant depuis long-temps tous les signes d'une phlegmasie chronique de l'estomac. Ce vomissement de matières noirâtres commença d'une manière violente. Dans l'espace de deux jours, ce malade rendit plus de six litres d'un liquide noir, dans lequel nageaient des grumeaux de la même couleur. Ce vomissement se répéta plusieurs fois chaque jour, pendant plus de deux mois, malgré l'emploi d'un traitement et d'un régime antiphlogistiques, malgré l'usage des calmants. Des potions fortement savonneuses produisirent un soulagement marqué ; le vomissement ne cessa que pendan l'usage du petit-lait pris seul pour aliment et pour médicament. Le convalescent s'est tenu ensuite, pendant deux mois, à une diète exclusivement lactée, et sa santé est bonne depuis ce moment, c'est-à-dire depuis quatre ans.

S'il est impossible de trouver des symptômes distinctifs du cancer de l'estomac et de la gastrite chronique, lorsque celle-ci précède ou accompagne l'affection cancéreuse, souvent le diagnostic présente plus de facilité, ou du moins ce n'est plus avec une phlegmasie que l'on est exposé à confondre la maladie qui nous occupe. Le cancer d'estomac commence très souvent par les symptômes d'une névrose de cet organe. C'est un fait constaté par presque tous les auteurs, et pleinement confirmé par l'étude minutieuse que nous avons faite des symptômes rapportés par MM. Bayle et Cayol. Nous avons vu alors pourquoi il fallait attribuer au système nerveux, plutôt qu'aux capillaires sanguins, les diverses sensations éprouvées dans la région épigastrique, le retour plus ou moins périodique d'une abondante sécrétion de suc gastrique, des vomissements qui ont souvent tous les caractères de ceux appelés spasmodiques, la production de flatuosités si fréquentes et si pénibles, la marche intermittente de la maladie, etc.

Je sais qu'un auteur justement estimé, M. Bouillaud, ne partage pas mon avis, et a imprimé

récemment (1) que les symptômes éprouvés par
les personnes atteintes du cancer de l'estomac,
tels que les douleurs épigastriques, les vomissements, les éructations, la rougeur et la sécheresse
de la langue, la soif, la fièvre lente, sont précisément ceux qui caractérisent une phlegmasie
gastrique. Mais un examen attentif fait reconnaître
que, parmi ces symptômes, il en est qui appartiennent tout à la fois aux affections nerveuses et
aux affections inflammatoires, les douleurs épigastriques, les vomissements, les éructations sont
dans ce cas : les causes qui les ont déterminés,
leurs caractères, leur marche, indiquent leur nature nerveuse ou phlegmasique. Quant à la rougeur
de la langue, à sa sécheresse, à la soif, à la
fièvre lente, nul doute que ce sont là des symptômes
d'inflammation ; mais remarquons qu'ils n'accompagnent que rarement, qu'accidentellement, la
dégénérescence cancéreuse de l'estomac, ce qui
confirme la prédominance habituelle de l'irritation nerveuse.

D'un autre côté, quand ces symptômes de gastrite
existent, ce qui est arrivé dans les huit observations rapportées par M. Bouillaud, mais ce qui n'a
pas eu lieu pour le plus grand nombre de celles

---

(1) *Journal complément. du Dictionn. des sc. méd.*, août, 1827.

rapportées dans le Mémoire de Chardel et dans celui-ci, il reste à rechercher si l'inflammation est primitive ou consécutive à la gastralgie. L'ouverture des cadavres tend à nous faire commettre ici la même erreur que l'on a commise pour l'asthme, pour la coqueluche, etc., c'est-à-dire à nous faire prendre l'effet pour la cause. Une affection nerveuse ne conduit ordinairement les malades à une terminaison funeste, qu'après s'être accompagnée de désordres dans les tissus sanguin et lymphatique. Est-ce une raison pour regarder ces désordres comme la maladie primitive, essentielle? Quelquefois, il est vrai, les altérations anatomiques sont évidemment alors une cause suffisante, nécessaire, de la mort. Mais il n'en est pas moins certain qu'elles ne sont que la suite d'une maladie qui, le plus souvent, n'a pas laissé de traces, et qui cependant a été le point de départ des accidents.

Une considération qui milite puissamment en faveur de l'opinion qui regarde le cancer de l'estomac et la gastrite chronique comme deux maladies essentiellement différentes, c'est que la gastrite sévit dans tous les âges et fréquemment dans l'enfance, tandis que le cancer, très rare chez les jeunes gens, très commun depuis la trente-sixième jusqu'à la cinquantième année, ne se montre jamais chez les enfants (1). Pourquoi en est-il ainsi ? nous ne le savons pas. C'est une donnée bien remarquable que nous fournit l'expérience, comme elle nous a appris que l'épilepsie débute presque toujours dans la première enfance, tandis que la chorée se manifeste surtout de dix à quatorze ans, tandis que l'aliénation mentale n'atteint que les individus qui ont passé l'âge de la puberté.

§ IV.

Comparaison du traitement de la gastrite chronique et du cancer de l'estomac.

Nous voilà enfin arrivés au but définitif de toute discussion médicale, je veux dire au traitement de la maladie dont on s'occupe. Traitement du cancer de l'estomac ! Cette phrase ne rappelle à un grand nombre de médecins qu'une de ces prétentions ridicules nées de notre amour-propre, et dont la mort de nos malades fait trop souvent justice. Pour ces médecins, un tissu, quel qu'il soit, une fois frappé de cancer, ne guérit jamais. Nous leur accorderons volontiers cette proposition, que l'ex-

(1) M. Guersent m'a donné l'assurance que depuis qu'il s'occupe (avec un succès que personne n'est tenté de contester) de la pathologie des enfants, il n'a rencontré chez aucun d'eux un estomac cancéreux.

périence ne semble que trop confirmer ; mais nous leur demanderons quels sont les signes auxquels ils reconnaissent un cancer, et par lesquels ils le distinguent de toute autre maladie.

Sera-ce parce que la tumeur présente les caractères assignés au tissu squirrheux et encéphaloïde ?

Mais, pour revenir sur un sujet que nous avons dejà traité dans nos considérations d'anatomie pathologique, et pour prendre des exemples qui puissent tomber sous les sens, qui n'a vu des tumeurs dartreuses, vénériennes, offrir l'aspect des prétendus tissus squirrheux et encéphaloïde, et cependant céder à un traitement convenable ?

Selon M. le professeur Alibert, la morelle a merveilleusement réussi chez deux individus atteints d'une dartre rongeante, dont l'aspect était tout-à-fait carcinomateux (1).

M. le docteur Dalmas-fils m'a dit avoir vu un ulcère de la lèvre inférieure présenter tous les caractères assignés au cancer, et guérir cependant par l'emploi des mercuriaux.

Le même moyen, conseillé par M. Boyer, a guéri un cancer du rectum (2).

Rien de plus commun que de voir des ulcères carcinomateux des jambes céder à des applications

---

(1) Article *Dartre* du *Dictionn. des sc. méd.*, p. 83.
(2) Maladies chirurgicales.

émollientes et calmantes suivies d'une compression méthodique.

MM. Dubois, Boyer, Guersent, furent réunis pour donner des conseils à une mère de famille de trente-quatre ans, dont le sein présentait une tumeur inégalement bosselée. Les médecins consultants, prenant en considération, 1° la forme et la dureté de la tumeur ; 2° les éclairs de douleurs que la malade y ressentait ; 3° la circonstance très aggravante que la mère était morte d'un cancer au sein, crurent à l'existence d'un cancer confirmé, et conseillèrent de s'abstenir de toute opération. On appliqua sur la partie malade des cataplasmes émollients saupoudrés de ciguë. Dans l'espace de quelques mois, la malade obtint une guérison qui ne s'est pas démentie depuis quatre ans.

MM. Bayle (1) et Nicod ont vu guérir des cancers ulcerés du sein.

M. Prosper Gassaud, médecin de l'hôpital militaire de Paris, a guéri tout récemment, par un traitement antiphlogistique, une maladie qu'il a regardée comme un cancer ulcéré du sein.

L'existence des caractères de ce qu'on a appelé improprement tissu squirrheux ou encéphaloïde peut donc avoir lieu dans un organe, sans que celui-ci soit affecté d'un cancer incurable.

____

(1) Article *Cancer* du *Dictionn. des sc. méd.*

Ce cancer incurable sera-t-il plus sûrement annoncé par ce qu'on appelle *le facies* de la cachexie cancéreuse ?

Nous avons vu un cultivateur, dont j'ai rapporté l'histoire (1), mourir avec une tumeur cancéreuse de l'estomac, et cependant sa figure n'a jamais été altérée.

J'ai, dans ma vie, enlevé deux seins cancéreux. La première de mes deux malades ne présentait aucun des caractères de la diathèse cancéreuse ; et quoiqu'une bonne cicatrice ait été obtenue en moins d'un mois, elle est morte, peu de temps après, avec des symptômes qui m'ont donné à penser que les glandes bronchiques devenues cancéreuses, ont été la cause de ce funeste accident.

Voilà des faits qui prouvent qu'on peut avoir un cancer sans présenter le facies de la cachexie cancéreuse ; d'autres faits vont nous faire voir qu'on peut avoir le facies de la cachexie cancéreuse sans cancer.

La seconde malade, à laquelle j'ai extirpé une glande mammaire dégénérée, présentait tellement le facies et les autres symptômes de la diathèse cancéreuse, que je ne me suis décidé qu'avec peine à pratiquer l'opération qu'elle sollicitait.

---

(1) Pag. 69 de ce Mémoire.

Voilà plus de trois ans que la guérison a eu lieu, et les symptômes inquiétants ont fait place à toutes les apparences de la meilleure santé.

Le docteur Cagnion, élève de Desault, a obtenu un succès complet dans des circonstances non moins défavorables ; il amputa le sein d'une femme dont le teint était déjà très altéré, chez laquelle il fut obligé de couper une grande partie du muscle grand-pectoral, et qui lui offrit, en outre, une côte frappée de carie ; cette dernière s'exfolia ; la plaie guérit parfaitement, et la femme jouissait encore d'une fort bonne santé quinze ans après l'opération (1).

J'ai donné des soins, il y a quatre ans, à une fermière âgée de quarante-huit ans, qui, depuis plusieurs années, avait éprouvé des pertes fréquentes. Le toucher faisait reconnaître que la lèvre supérieure de l'ouverture du col de la matrice présentait des duretés inégales et une augmentation de volume telle, que la lèvre inférieure était entièrement recouverte. Cette tumeur, très douloureuse, était accompagnée d'élancements et de pesanteurs dans la région lombaire. L'écoulement était peu considérable et de couleur blanchâtre. Depuis quelques mois, la malade avait

---

(1) *Histoire de la médecine*, par Sprengel, t. VIII, p. 463. Traduction de M. Jourdan.

beaucoup maigri ; son teint était jaunâtre ; sa face était extrêmement grippée ; la peau était généralement d'une grande sécheresse. Je prescrivis l'application de quinze sangsues à l'anus, des demi-bains dans une décoction de feuilles de morelle, de belladone et de jusquiame ; des injections répétées quatre fois par jour, avec la même décoction. Huit jours n'étaient pas écoulés, que la malade éprouva un grand soulagement, qui non-seulement a continué, mais qui a été suivi de la guérison. Le toucher, répété à plusieurs reprises, m'a appris que le col de la matrice avait successivement perdu sa grande sensibilité, sa dureté et même une grande partie de son volume. Cette femme se porte fort bien ; j'ai cru prudent de prescrire une saignée de temps en temps, et la continuation des injections stupéfiantes (1).

Ces exemples suffisent pour nous prouver que le facies est loin de nous indiquer d'une manière certaine l'existence d'un cancer confirmé.

Les autres signes donnés comme distinctifs d'un véritable cancer, sont encore moins fondés.

L'absence de tout signe propre à nous faire reconnaître *à priori* une affection véritablement

______

(1) On trouve dans la *Nosographie* de Pinel, t. III, p. 349, une observation très analogue. L'amélioration progressive de l'état du col de la matrice a été constatée par Baudelocque.

cancéreuse, est la conséquence naturelle et rigoureuse de ce qui précède.

De cette vérité bien démontrée, bien reconnue, et, selon moi, elle est incontestable, il résulte que nous pouvons, sans témérité, chercher à guérir toutes les tumeurs qui menacent de devenir cancéreuses. Nous ne guérirons pas des cancers s'ils sont incurables, mais nous pourrons guérir quelques affections qui en offrent les lésions organiques et les symptômes, sans en avoir la nature. C'est surtout lorsque la maladie est récente, que l'on peut concevoir l'espérance du succès. Ne pas tenter, dans ce cas, l'emploi bien combiné des moyens indiqués, c'est s'exposer à voir s'aggraver et devenir incurables des maladies d'abord susceptibles de guérison. Trop souvent on s'est félicité de ne pas avoir employé des remèdes actifs, parce que la terminaison de la maladie a montré, a-t-on dit, qu'elle était cancéreuse. Les succès obtenus dans des circonstances qui devaient paraître désespérées font voir combien cette manière de raisonner est fausse et dangereuse. J'ai l'intime conviction que si la doctrine des maladies organiques a souvent empêché de mettre à exécution des traitements aussi pénibles qu'inutiles, souvent aussi elle a laissé le danger devenir supérieur aux ressources de l'art. Combien de phlegmasies chroniques qui passaient, il y a vingt ans, pour incurables , et que nous voyons aujourd'hui céder quelquefois à un traitement rationnel, continué avec persévérance !

Maintenant, le traitement du cancer de l'estomac doit-il être toujours celui de la gastrite chronique?

Pour répondre à cette question , il faut rechercher si les indications à remplir sont les mêmes dans la gastrite chronique, et dans ces maladies qu'une similitude plus ou moins parfaite de lésions anatomiques et de symptômes , a fait confondre sous le nom de cancer d'estomac.

Dans la gastrite chronique les indications sont : 1º de combattre la congestion sanguine et de prévenir son retour ; 2º de faire cesser l'irritation qui a produit , entretient ou tend à rappeler la congestion.

Les moyens pour remplir ces indications, sont des évacuations sanguines , proportionnées à la violence des symptômes , des remèdes dérivatifs et révulsifs , un régime sévère.

Dans les nombreuses maladies désignées sous le nom de cancer de l'estomac, les indications sont en plus grand nombre, comme a dû le faire prévoir l'examen des lésions anatomiques, des causes, des symptômes , du traitement de ces graves affections.

Il faut surtout :

1º Combattre la congestion sanguine qui a pu

commencer, qui peut entretenir ou aggraver le désordre ;

2° Modérer ou prévenir la trop grande activité des follicules mucipares dont une sécrétion excessive augmente le volume et produit par suite l'épaississement de la membrane muqueuse ;

3° Modifier le système nerveux affecté primitivement ou secondairement ;

4° Eviter les contractions fréquentes des fibres musculaires de l'estomac, puisque l'exercice est la cause la plus puissante de l'hypertrophie des muscles ;

5° Eviter ou faire cesser l'engorgement du tissu cellullaire sous-muqueux et sous-péritonéal, et celui des vaisseaux lymphatiques ;

6° Prévenir ou combattre les complications qui peuvent venir soit d'une affection syphilitique, dartreuse, goutteuse, rhumatismale, psorique ; soit de la suppression d'un ulcère ou d'un exutoire.

Parcourons les moyens thérapeutiques à l'aide desquels on peut se promettre de remplir ces indications, et livrons-nous à quelques réflexions propres à nous faire atteindre le but que nous nous proposons.

Première indication : Combattre la congestion sanguine qui a pu commencer, qui peut entretenir ou aggraver le désordre.

Les moyens thérapeutiques sont les évacuations

sanguines, les dérivatifs et les révulsifs. Ces derniers ne sont pas moins nécessaires que les premières, puisque, sans eux, la cause de l'afflux
existant encore, celui-ci ne cesserait point, ou du
moins ne tarderait pas à se reproduire. Les boissons
et les aliments, convenablement choisis, contri-
bueront puissamment au succès. Un grand nombre
de faits récemment recueillis attestent l'efficacité
de ces moyens, même dans des cas entièrement
désespérés.

M. Charpentier, médecin distingué de Valen-
ciennes, a rapporté dans le recueil des travaux de
la Société de médecine de Paris (1), qu'un individu
qui avait des vomissements noirs, et portait, dans
la région du pylore, une tumeur du volume d'un
œuf, a été guéri par un traitement antiphlogistique.

Sans doute de pareils faits ne doivent être admis
dans la science qu'avec beaucoup de réserve. Mais,
quelle que soit l'opinion que l'on adopte relativement à cette observation, je crois fermement qu'on
ne s'éloigne pas moins de la vérité, en niant les
succès obtenus par les antiphlogistiques, qu'en sou-
tenant contre l'évidence que les antiphlogistiques
peuvent guérir tous les cancers (2).

---

(1) *Journal général.* Janvier, 1824.

(2) Nous croyons devoir faire remarquer ici que les évacuations san-

Deuxième indication Prévenir ou modérer la trop grande activité des follicules mucipares.

Si l'estomac sécrète habituellement une trop grande quantité de mucosités, on doit craindre l'augmentation de volume des follicules mucipares; on doit craindre l'engorgement du tissu cellullaire qui forme la trame de la membrane muqueuse, l'engorgement de la couche sous-muqueuse ; on doit craindre enfin l'état variqueux des veines de ces parties, puisque, suivant la remarque de M. Chaussier, les veines des glandes salivaires sont variqueuses après la salivation, celles de l'épidi-

---

guines, qui déterminent souvent un mouvement révulsif, n'agissent pas seulement sur le système sanguin. Des douleurs, primitivement et essentiellement nerveuses, cèdent quelquefois avec promptitude à une déplétion sanguine. Ainsi, les douleurs de la névralgie dentaire peuvent cesser presque subitement par une application de sangsues aux gencives. Ce fait n'a rien de plus surprenant que l'effet des calmants dans certaines congestions sanguines. Qui ne sait qu'on fait souvent avorter un panaris commençant en plaçant le doigt malade dans une forte solution d'opium. M. Lisfranc a guéri plusieurs ophthalmies à l'aide de quelques frictions faites autour des yeux, avec une préparation de belladone. J'ai soigné tout récemment deux ophthalmies, dans lesquelles les douleurs étant peu vives, la congestion sanguine était telle que les vaisseaux paraissaient détachés de la conjonctive, d'ailleurs très boursouflée. Des applications de sangsues ne furent suivies d'aucun résultat avantageux. La guérison a eu lieu, dans l'un et l'autre cas, en moins de vingt-quatre heures, par l'emploi d'un collyre, contenant douze grains d'extrait aqueux d'opium, quatre grains de sulfate de zinc, et quatre onces d'eau distillée.

dyme après une abondante sécrétion de sperme, celles du foie après une abondante sécrétion de bile.

Comment modérer cette sécrétion trop abondante des follicules mucipares ?

La magnésie, l'eau de chaux, les savonneux, etc., ne paraissent agir qu'en changeant les qualités du produit de la sécrétion, et quand ces remèdes ont quelqu'influence sur les cryptes muqueux, ce n'est que consécutivement.

Les boissons adoucissantes, astringentes, purgatives, ont une action directe sur ces petits corps sécréteurs, et peuvent, dans quelques cas, les modifier de manière à modérer leur trop grande activité. Des lavements excitants peuvent aussi déterminer sur le gros intestin une dérivation utile.

Mais, la surexcitation de ces organes dépendant le plus fréquemment ou de celle du système nerveux, ou de la plénitude des vaisseaux sanguins, c'est en attaquant celle de ces causes qui prédomine ou qui existe seule, qu'on fera disparaître l'effet. Rien de plus commun que de voir cette production abondante de mucosités, céder à un traitement antiphlogistique dirigé contre une gastrite. Voici maintenant un exemple qui nous montrera cette maladie des cryptes muqueux, produite par le trouble du système nerveux, et traitée sans succès par les antiphlogistiques , avec suceès par les calmants.

Le 15 octobre 1826 est entré à la Charité Deham, âgé de trente-huit ans, habitant autrefois la campagne, domicilié depuis deux ans à Paris, où il se livre à des travaux de comptabilité. Depuis six mois, pituites, rapports acides , vomissements , sentiment d'une boule qui monte et descend dans la région épigastrique ; constipation , langue jaunâtre , sans sécheresse ni rougeur ; pas de tumeur dans la région de l'estomac, qui ne manifeste aucune sensibilité à la pression ; expultion très abondante d'un liquide gommeux , analogue à celui qui est rendu dans la phthisie granuleuse. La poitrine est sonore dans tous les points ; pas de toux, poul régulier, un peu fort, sans fréquence ; peau fraîche , urines abondantes et très limpides.

Cet état fut combattu inutilement , pendant plusieurs semaines, par des lavements avec le séné et l'électuaire diaphœnix , par une saignée du bras et par un régime adoucissant.

Cependant le malade continue à rendre sans cracher, et plutôt par un mouvement de rumination que par un véritable vomissement , une quantité considérable du liquide indiqué ci-dessus ; il continue à accuser des flatuosités très douloureuses qui donnent le sentiment d'une boule roulant dans la région de l'estomac ; on reconnaît , à travers les parois abdominales, que l'estomac, distendu par des gaz, forme des inégalités très sensibles au toucher.

Le 6 novembre, quarante sangsues sont appliquées à la région épigastrique. Elles ne produisent aucun amendement. Le malade rend, le lendemain de cette application, plus d'un litre de mucosités gastriques, et une grande quantité d'urines très limpides.

Le 8 novembre, quatre pilules de Méglin (1), tisanne de till. or; le 9, soulagement marqué, diminution de la sécrétion d'eau comme gommeuse; urines moins limpides; moins de flatuosités.

Au bout de huit jours des pilules de Méglin, dont on augmenta progressivement la dose, et auxquelles on joignit l'emploi des bains tièdes, le malade put sortir de la Charité, pour aller à la campagne, achever sa convalescence, et prévenir le retour des accidents nerveux auxquels son changement de vie paraît avoir donné lieu.

Cette observation, qui présente une ressemblance si frappante avec un très grand nombre de cancers d'estomac au premier degré, nous montre

---

(1) Ces pilules sont ainsi composées :

<table>
<tr><td>℞ Extrait de jusquiame,
R. de valériane sauvage,
Oxyde de zinc sublimé,</td><td>} ãa g̃ j pour une pilule.</td></tr>
</table>

bien distinctement la sécrétion des follicules gastriques puissamment influencée par l'irritation nerveuse. L'effet des calmants, comparé aux résultats négatifs des évacuations sanguines, ne peut nous laisser aucun doute. Au reste, ce succès doit peu nous étonner, puisque nous voyons tous les jours des calmants modérer la sécrétion surabondante de la salive dans la névralgie dentaire, du mucus pulmonaire dans l'asthme et la coqueluche. M. Latour, d'Orléans, ne nous a-t-il pas appris aussi combien de diarrhées, peuvent être arrêtées par l'opium (2)?

Troisième indication : Modifier le système nerveux affecté primitivement ou secondairement.

Comme nous l'avons vu, les causes, les symptômes, la marche, le traitement des maladies désignées sous le nom de cancer de l'estomac, ne peuvent nous laisser aucune incertitude sur l'initiative que prend souvent le système nerveux dans

---

(1) On peut élever ici une question intéressante : cette sécrétion folliculaire de l'estomac peut-elle être un moyen de guérison pour quelques névralgies gastriques, comme on voit la sécrétion salivaire être critique dans quelques cas de névralgie dentaire ? L'action des purgatifs serait-elle quelquefois analogue à celle de la pyrèthre, employée si fréquemment avec succès dans cette même névralgie dentaire ?

Je me propose de rechercher très prochainement quelle est l'influence de l'augmentation d'action des organes sécréteurs sur les nerfs qui se distribuent à ces organes, et même sur ceux d'autres parties plus ou moins éloignées.

le développement de ces affections. Il est vrai que les altérations organiques des nerfs de l'estomac sont bien rarement apercevables. Mais, ce serait singulièrement fausser les résultats de l'anatomie pathologique, que de prétendre que les lésions organiques doivent toujours être en raison de l'étendue et de la gravité des désordres fonctionnels, et *vice versâ*. Bayle était loin de partager cette erreur, lorsqu'il disait (1) : « Qu'il est des maladies dans l'étude desquelles l'anatomie pathologique ne fournit aucun secours ; qu'il en est dans lesquelles elle est utile, sans être indispensable ; qu'il en est enfin qu'on ne peut étudier à fond sans les lumières de l'anatomie pathologique. » Sans doute, c'est parmi ces dernières qu'il faut ranger le cancer de l'estomac. Aussi, je suis bien loin de chercher à nier l'importance des résultats que nous fournit l'anatomie pathologique, relativement aux altérations des membranes et couches cellulaires de ce viscère. Seulement, j'ajoute qu'il faut tenir compte, avec un soin égal, des causes, des symptômes, des moyens thérapeutiques employés avec succès. Ces considérations sont aussi d'une haute importance pour bien diriger le traitement. Elles

______

(1) Considérations générales sur les secours que l'anatomie pathologique peut fournir à la médecine. (*Dictionn. des sc. méd.*, tom. 1, p. 76.)

nous conduisent à reconnaître le rôle que joue dans ces maladies le système nerveux, si rarement altéré, et cependant si puissant sur nos organes, dans l'état pathologique comme dans l'état sain.

Mais doit-on traiter par les mêmes moyens une simple névrose de l'estomac, et le commencement d'une affection cancéreuse qui ne s'annonce encore que par le trouble du système nerveux.

De très bons esprits, continuant l'idée de notre illustre Pinel, et voulant trouver des signes distinctifs de nos maladies, pour les ranger à leur place dans les cadres nosographiques, se sont donné beaucoup de peine pour établir la différence qui existe entre les vomissements nerveux et ceux qui se manifestent au début du cancer de l'estomac. Ils conviennent tous que cette différence est extrêmement difficile à saisir (1). Ce n'est qu'à l'aide des signes anatomiques du cancer, signes qui, dans l'un et l'autre cas, n'existent pas au début de la maladie, qu'ils croient parvenir à isoler, à distinguer des accidents qui nous paraissent et doivent nous paraître semblables.

On peut en dire autant de chacun des autres symptômes d'une névrose de l'estomac.

Pour nous, convaincus que l'irritation des nerfs

---

(1) Article *Vomissement nerveux* du *Dictionn. des sc. méd.*

gastriques, manifestée par des vomissements ou par d'autres symptômes, peut produire, au bout d'un temps plus ou moins long, les altérations organiques et les symptômes du cancer de l'estomac (1), notre attention sera tout entière appliquée à distinguer des accidents nerveux d'accidents inflammatoires. Un diagnostic bien établi nous fournira les bases du traitement le plus convenable. Il s'agira ensuite de choisir des médicaments propres à remédier aux anomalies du système nerveux, en ayant égard à son état d'exaltation, de dépravation ou de prostration.

Tantôt nous aurons recours à des calmants adoucissants, comme l'infusion de mauve, de coquelicot, etc., etc.

Tantôt nous emploierons les préparations narcotiques, qui assurent des succès aussi prompts que fréquents (2).

D'autres substances, le musc, l'assa-fœtida, le safran, l'éther sulfurique, qui paraissent agir en

---

(1) Pourquoi les nerfs gastriques malades déterminent-ils tantôt les symptômes d'une névralgie et d'une névrose qui peuvent exister très long-temps sans aucun désordre organique, et tantôt les symptômes d'une névrose plus ou moins promptement accompagnée des altérations dites cancéreuses. Il y a probablement là une modification particulière ; mais, jusqu'ici, nous ne pouvons dire en quoi elle consiste.

(2) Ce qui différencie le cancer d'estomac de la gastrite chronique, dans laquelle les calmants sont bien rarement utiles.

excitant le système nerveux, réussiront quelquefois à le ramener à son état normal.

Il est un autre remède qui paraît avoir une action
toute spéciale sur le système nerveux de l'estomac,
c'est l'oxyde de bismuth, employé, dans ce sens,
avec le plus grand avantage, par M. Odier, de
Genève, par Laënnec et par M. Guersent. Toutes
les observations, dit ce dernier, portent à croire
que ce médicament agit d'une manière sédative
sur le système nerveux épigastrique surtout ; non
pas comme les narcotiques, avec lesquels il n'a
aucune espèce d'analogie, mais plutôt comme
plusieurs autres substances métalliques, telles que
le sulfate de zinc, le cuivre ammoniacal, l'oxyde
de manganèse, qui ont entre eux les plus grands
rapports, et qu'on a classés dans la division vague
et mal déterminée des antispasmodiques (1).

Je n'ai pas besoin d'ajouter que l'emploi bien
calculé de toutes les ressources de l'hygiène est ici
d'une nécessité indispensable. La direction des
facultés intellectuelles et affectives exige une attention spéciale.

Quel que soit celui des moyens ci-dessus indiqué
que l'on adopte, deux précautions sont essentielle
à remplir ; la première c'est de se hâter pour la

____

(1) Article *Bismuth* du *Dictionn. des sciences médicales*.

cher d'attaquer le mal dès son origine; la seconde, c'est d'employer des doses asses fortes et assez long-temps continuées. Tant qu'on n'a regardé les calmants que comme des moyens purement pallia-tifs, on a dû en être avare; l'espoir fondé de prévenir le cancer de l'estomac commande une médication plus active, plus soutenue. Il ne s'agit plus seulement de modérer, de faire taire les douleurs, il faut modifier profondément le sys-tème nerveux, dont le désordre entraînerait l'al-tération organique des parties auxquelles il se rend.

Si jusqu'ici peu de faits semblent établir l'im-portance de cette indication, il n'est pas difficile de saisir les raisons du petit nombre de guérisons citées : d'une part, on n'emploie les calmants que très tard, lorsque, comme on le dit, les douleurs deviennent intolérables : d'une autre part, lorsque les calmants, employés de bonne heure, modè-rent les accidents, préviennent ou arrêtent la maladie, on dit qu'on a combattu une affection nerveuse, et non une affection cancérause.

Voici quelques exemples de succès propres à nous engager à répéter des tentatives, qui me sem-blent dignes de toute l'attention des praticiens.

Un perruquier, âgé de trente-cinq ans blond, d'un tempérament bilioso-sanguin, après avoir fait les campagnes de la révolution, campagnes pendant lesquelles il se livra immodérément à l'usage des liqueurs alcooliques, s'établit à Paris, et continua pendant quatre années, d'abuser de ces mêmes liqueurs.

Il apprit alors que sa mère, demeurant à Rambouillet, était dangereusement malade : il invita M. Dupuytren à aller la voir avec lui. M. Dupuytren reconnut que cette femme, âgée d'environ soixante ans, était attaquée d'un cancer du pylore, devenu incurable par suite de ses ravages : en effet, cette femme succomba quinze jours après..

A peine le fils fut-il de retour à Paris, qu'il fut pris de douleurs lancinantes dans la région épigastrique. Ces douleurs se prolongeaient dans l'étendue du canal intestinal, et aussitôt après avoir mangé, ce jeune homme avait des vomissements. M. Dupuytren reconnut, par le toucher, que le pylore était dans un état d'engorgement. L'usage soutenu pendant deux mois de pilules faites avec l'extrait et la poudre de ciguë, administrées méthodiquement, a fait disparaître successivement les accidents et la tumeur.

Le malade se croyant guéri, ne voulut pas continuer l'usage des pilules, qu'il prenait à la dose de six ou huit grains en vingt-quatre heures. Cinq mois après, aucun accident n'avait reparu, seulement le malade ressentait assez constamment de la gêne dans la région pylorique; et s'il lui arrivait de boire du vin pur et surtout de l'eau-de-vie, il éprouvait un état d'angoisse très pénible.

Cette observation, curieuse sous le rapport de l'influence qu'une émotion douloureuse a exercée sur le développement de la maladie, nous montre tout l'avantage qu'on peut retirer de l'extrait de ciguë, dans le cancer d'estomac. Nous allons voir, dans l'observation suivante, que les préparations opiacées ne sont quelquefois pas moins efficaces.

En messidor, an XII, dit M. Terrier (1), étant à Versailles, je fus appelé vers les trois heures de l'après-midi, pour voir un homme de soixante ans, adonné pendant toute sa vie à la boisson, défaut, suivant le malade, inséparable de son état de maréchal. Cet homme, quand je le vis, était assis dans un grand fauteuil, ayant à côté de lui une cuvette dans laquelle il venait de vomir du pain et du lait, seul aliment que, depuis quelques mois, il pût se permettre avec le moins d'inconvénient ; cependant il ajoutait quelquefois un peu de vin, en faveur de l'ancienne habitude. Cet homme avait la figure livide et décomposée ; sa tête et ses membres étaient abandonnés à leur poids ; tout annonçait qu'il était excédé de fatigue et de douleur.

L'état de ce malade avait été bien reconnu par

---

(1) *Observations et considérations sur le cancer.* Paris, 1806.

des hommes habiles, qui tous, regardant sa maladie comme un cancer de l'estomac, avaient porté
le plus funeste pronostic. Ne pouvant rien pour la
guérison d'une maladie aussi terrible, je voulus au
moins calmer les horribles souffrances du malade :
c'était, au surplus, tout ce que lui et son épouse
me demandaient. Je conseillai donc d'appliquer
sur le milieu de la région épigastrique un épi-
thême fait avec quantité suffisante de thériaque
et huit grains d'opium muqueux. J'administrai
sur-le-champ une cuillerée à bouche d'une potion
faite avec le sirop d'éther et le sirop d'opium,
étendus dans quantité suffisante d'eau distillée
de laitue , de manière que chaque cuillerée
contînt un quart de grain d'opium, plus quelques
gouttes d'éther, que par la suite je fis prendre à
part sur un morceau du sucre. Le malade prit trois
cuillerées de cette potion dans la soirée , et avant
de se coucher un lavement fait avec une décoction
de trois têtes de pavot et une poignée de morelle.
Le malade fut soulagé comme il était naturel de s'y
attendre ; mais, ce qui est plus satisfaisant, c'est
qu'ayant continué pendant huit jours l'usage de ces
médicaments, il éprouva un si grand calme, qu'il
se crut guéri. Depuis dix-huit mois, le bon état
n'a pas cessé d'avoir lieu. Il n'éprouve aucune
douleur, et rien ne lui rappellerait sa maladie,
s'il ne vomissait de loin à loin.

Ce fait rappelle l'histoire de cet employé de la guerre chez lequel un cancer de l'estomac, reconnu par M. Dubois, resta dix ans stationnaire à la suite de potions opiacées.

De pareils résultats, que tout médecin doit s'efforcer de reproduire, semblent ne devoir nous laisser aucun doute sur la possibilité d'enrayer, de faire rétrograder la marche du cancer de l'estomac, déjà parvenu à un degré avancé.

Que ne doit-on pas espérer, si l'on est assez heureux, ou assez habile pour attaquer cette cruelle affection dès son début ?

La guérison obtenue chez Deham (1), au moyen des pilules de Méglin, semble résoudre favorablement cette question. Le traitement heureux d'un grand nombre de névroses de l'estomac dont quelques-unes ont offert tous les caractères de cancer commençant (2), doit encore nous encourager puissamment.

Quatrième indication. Éviter les contractions trop fréquentes des fibres musculaires de l'estomac.

J'ai établi que le vomissement, qu'on regarde généralement comme un symptôme, comme un effet du cancer de l'estomac, doit être considéré surtout comme une cause locale de cette maladie. Le vomis-

____

(1) Pag. 156.

(2) Voir l'article *Vomissement spasmodique* du *Dictionn. des sc. méd.*

sement peut précéder l'hypertrophie de la membrane musculaire de l'estomac, comme les sauts du danseur ont précédé l'augmentation de volume de ses muscles jumeaux et soléaires; comme les travaux du boulanger ont précédé l'énorme développement de ses muscles deltoïdes ; comme les palpitations précèdent l'hypertrophie du cœur. Rien de plus commun que de rencontrer des individus qui, tous les matins, ou plusieurs fois par semaine, ont ce qu'ils appellent la pituite. Ils éprouvent, en s'éveillant, ou peu de temps après être levés, une pesanteur à l'épigastre, accompagnée souvent d'une sensation de froid. Bientôt, spontanément, ou à l'aide de quelques verres de vin blanc ou d'eau-de-vie, ils rendent, avec des efforts de vomissement, plus ou moins prolongés, une quantité assez considérable de mucosités filantes dont la sortie les soulage à l'instant. Quoiqu'un préjugé, enraciné dans le monde et trop souvent soutenu par des médecins, veuille que ces pituites soient respectées, je pense qu'on ne saurait faire cesser trop tôt une aussi fâcheuse habitude, qui me paraît mener directement à une altération organique de la membrane musculaire et des cryptes muqueux de l'estomac.

On doit également, pour éviter l'hypertrophie de la membrane musculaire, employer un régime sévère et des moyens propres à prévenir ou à expulser les flatuosités , afin de diminuer la nécessité des contractions de l'estomac, soit sur des aliments, soit sur des gaz.

Ne connaissant pas de médicament qui ait une action directe sur l'irritabilité musculaire , ce n'est que médiatement que nous pouvons agir sur les fibres musculaires de l'estomac. Il faut rechercher si leur trop grande irritabilité tient à la plénitude des vaisseaux ou aux nerfs : dans le premier cas , c'est au traitement antiphlogistique qu'il faut avoir recours ; dans le second , c'est encore des calmants qu'il faut mettre en usage. Wilson Philipp a expérimenté que l'opium , introduit dans l'estomac, suspend les contractions de sa membrane musculaire.

Cinquième indication : Éviter ou faire cesser l'engorgement du tissu cellulaire sous-muqueux et sous-péritonéal , et celui des vaisseaux lymphatiques.

Quand on réfléchit que les tumeurs dites cancéreuses de l'estomac sont principalement formées par le tissu cellulaire augmenté de volume, induré, quelquefois contenant un nouveau produit de sécrétion , il semble, au premier abord, que c'est surtout vers lui que doivent être dirigés nos moyens de traitement. Je ne crois cependant pas qu'il en doive être ainsi. C'est presque toujours consécutivement qu'il est affecté , et on préviendra ses altérations en combattant et détruisant promptement l'inflammation de la muqueuse gastrique, la trop grande activité des follicules mucipares, et peut-être aussi l'exercice trop fréquent de la membrane musculaire, trois causes qui paraissent plus particulièrement appelées à produire l'engorgement du tissu cellulaire sous-muqueux.

Cet engorgement une fois formé, une fois dans un état d'induration, est-il susceptible d'être diminué par quelque moyen à notre disposition ? Cette question me paraît devoir être résolue négativement, du moins d'une manière générale.

Cependant, si, comme l'expérience le démontre, les sangsues appliquées à l'épigastre produisent le soulagement de l'estomac enflammé, quelle peut être la voie de communication entre la peau et la muqueuse gastrique, si ce n'est le tissu cellulaire, dont les séreuses ne sont, en quelque sorte, qu'une continuation sous la forme de membrane ? Ne pourrait-on pas, en se fondant sur cette considération, tenter, contre certaines tumeurs de l'estomac, l'effet d'un séton ou d'un cautère le long des dernières fausses côtes ? Dans certaines affections chroniques de la vessie, M. Dupuytren a employé avec succès un cautère placé dans la couche abondante du tissu cellulaire sous-cutané, qui se trouve au-dessus des pubis. On a beaucoup parlé l'année dernière, dans un cas de cancer de l'estomac , du soulagement marqué qu'avaient produit , chez un maréchal de France , de petits moxas appliqués sur la région épigastrique , d'après le conseil de M. le baron Larrey.

On trouve dans le *Journal de médecine* , tom. 22, une observation de M. Lecheverel , médecin au Hâvre , qui prouve tout le succès que pouvait espérer du moxa l'illustre chirurgien que je viens de citer.

Un marchand drapier , âgé de trente-deux ans , timide , sombre et offrant tout l'aspect d'un mélancolique , fut attaqué d'un cancer occupant la partie inférieure de l'œsophage et l'orifice cardiaque de l'estomac. Le rétrécissement devint tel au bout de quinze mois, à compter de l'origine connue de la maladie, que l'eau , même pure , ne pouvait plus passer. L'emploi de la sonde paraissant devoir produire des accidents, par l'irritation qu'elle eût causée , M. Lecheverel appliqua un large moxa sur la peau recouvrant le prolongement xiphoïde. Ce moxa causa de vives douleurs pendant dix minutes ; et , deux heures après , le malade prit de l'eau rougie qui passa facilement , puis une petite soupe qui passa de même ; il continua l'usage de la soupe jusqu'à ce que l'eschare , scarifiée et tombée , eût fourni une abondante suppuration. Alors , le malade eut la facilité d'user de toute espèce d'aliments , même des plus solides, sans éprouver, de la part de ces derniers, d'autre sentiment que celui d'une distension non douloureuse. Il reprit de l'embonpoint; la fièvre cessa, et ce bien dura un mois et demi; puis, à mesure que la suppuration diminua (suppuration que le médecin ne fut pas maître d'entretenir, le malade et les assistants s'y étant opposés), la dysphagie recommença, et, au bout de six autres semaines, elle fut, à peu près, la même qu'à l'époque de l'application du moxa.

Un deuxième moxa, appliqué au côté gauche du précédent, ne produisit que peu de bien, et le malade mourut, deux mois et demi après, d'un dépôt purulent à la partie droite supérieure et postérieure du foie.

M. Lecheverel ajoute que si l'on était tenté de regarder ce dépôt comme effet de l'application du moxa, il faudrait noter que les symptômes de la maladie aiguë qui a fait périr le malade ne se sont manifestés que deux mois après la dernière application du moxa; il faudrait considérer, en outre, que ce dépôt existait à un point du corps bien éloigné du lieu où avait été appliqué ce deuxième moxa.

M. Double, qui a fait à la Société de médecine de Paris un rapport sur cette observation, a pensé qu'on ne devait pas considérer le moxa comme la cause du dépôt formé dans le foie. Il a témoigné le regret que ce moyen n'ait pas été employé dans les premiers temps de la maladie, persuadé, sans doute, qu'à cette époque il aurait pu amener un succès complet.

Relativement à l'engorgement des vaisseaux lymphatiques de l'estomac, la difficulté n'est pas moindre. Tout ce qui concerne les maladies des vaisseaux lymphatiques est encore trop obscur, pour que leur nature puisse nous éclairer sur leur traitement. Je crois, toutefois, qu'en réunissant la prudence à une surveillance active, on pourra, dans quelques circonstances, retirer quelqu'avantage, sous ce rapport, de l'emploi des savonneux, du calomélas, de l'iode et de la ciguë.

Je pense qu'il pourrait y avoir de grands inconvénients à suivre le conseil de Chardel, qui recommande d'employer quelques toniques dans toutes les périodes de la maladie, dans l'intention de modifier le système lymphatique, auquel il attribue un rôle si important dans sa théorie du cancer de l'estomac.

Sixième indication : Prévenir ou combattre les complications qui peuvent venir, soit d'une affection syphilitique, dartreuse, goutteuse, rhumatismale, psorique, soit de la suppression d'un exutoire ou d'un ulcère.

Que ceux qui ne voient dans toutes les maladies que des degrés de l'inflammation, n'aient recours qu'à des moyens antiphlogistiques plus ou moins bien gradués, c'est la conséquence nécessaire de leur système. Si, au contraire, nous sommes bien convaincus qu'une inflammation franche diffère essentiellement de celle qui est compliquée d'une affection syphilitique, dartreuse, goutteuse, etc., nous devons chercher à adapter à des cas différents un traitement qui ne sera pas toujours le même. Ce que je viens de dire de l'inflammation s'applique également au cancer de l'estomac. Cette doctrine, on le prévoit facilement, mène à des résultats qu'on n'est pas en droit d'attendre de la première. Je pourrais accumuler ici un grand nombre de faits à l'appui de ma proposition. Je me contenterai d'en citer deux également remarquables. M. Andral père a vu dernièrement guérir, pendant l'emploi d'un traitement mercuriel dirigé par lui avec beaucoup d'habileté, une affection de l'estomac présentant, depuis long-temps, tous les symptômes d'une lésion organique de cet organe (1). M. le professeur Bourdier a obtenu un succès analogue, en rétablissant à la jambe d'un jeune cultivateur un ulcère dont la suppression avait été suivie de tous les symptômes d'une altération profonde de l'estomac (2) (3).

---

(1) M. Andral, *Clinique médicale*, tom. IV, pag. 470.

(2) Article *Gastrite chronique* du *Dictionn. des sc. méd.*

(3) Depuis que, par l'analyse que j'ai faite des lésions anatomiques,

J'ai dit que l'étude des causes, des symptômes, et même des lésions anatomiques, ne suffisait pas pour nous faire reconnaître, d'une manière certaine, qu'une tumeur de l'estomac était une tumeur vraiment cancéreuse ; mais il faut avouer que, trop souvent, le peu de succès des moyens thérapeutiques les mieux combinés tend à nous faire croire à l'existence d'une affection de cette nature. L'incurabilité est, en effet, pour un grand nombre de médecins, un des signes les plus caractéristiques de tout cancer. D'autres vont encore plus loin, et regardent ce signe comme infaillible. Voici comme ils raisonnent, ou plutôt voici comment, sans raisonner, ils arrivent à ce résultat. D'une part, ils déclarent que toute affection qui guérit n'est pas et n'a jamais été cancéreuse, quand bien même sa cause, ses symptômes, sa marche, auraient été très favorables à cette opi-

---

des causes, des symptômes, etc., que présentent les maladies vaguement désignées sous le nom de cancer de l'estomac, j'ai été amené à établir la série d'indications que je viens de parcourir, j'ai trouvé dans un auteur, connu pour la nouveauté et la profondeur de ses vues (M. Bérard, article *Elément* du *Dictionn. des sc. méd.*), une pensée propre à me faire croire à l'utilité des résultats que j'ai obtenus. On ne saurait trop le répéter, dit le célèbre professeur de Montpellier, ce sont moins les remèdes qui nous manquent, surtout dans ces maladies chroniques qui passent pour incurables, qu'une analyse sévère de ces affections, ordinairement très compliquées, et qui nous paraissent tenir en grande partie leur gravité de cette complication même.

nion. D'une autre part, un grand nombre de tumeurs, que rien ne fait supposer cancéreuses, deviennent telles à leurs yeux, si elles sont suivies d'une terminaison funeste. De pareils arguments sont, je l'avoue, bien loin de me convaincre. Aussi, me rappelant les faits que j'ai cités dans le paragraphe consacré à la comparaison du traitement de la gastrite chronique et du cancer de l'estomac, mettant ces faits et d'autres analogues en présence de ceux bien plus nombreux qui se renouvellent tous les jours, je pense que le cancer de l'estomac, comme celui des autres parties, est, sinon incurable, au moins très difficile à guérir.

D'où vient cette rareté, cette presqu'impossibilité de la guérison du cancer?

Quelques auteurs ont placé la cause de cette difficulté, presqu'insurmontable, dans la nature et la disposition des tissus malades. M. Breschet croit trouver cette cause dans la consistance de la matière sécrétée, consistance qui s'oppose à la résorption (1).

M. le professeur Cruveilhier rapporte la presqu'impossibilité de la guérison au peu de vitalité du tissu fibro-celluleux, dans lequel il a cru devoir placer le cancer (2).

---

(1) Article *Cancer* du *Nouveau Dictionn. de médecine.*
(2) *Biblioth. méd.*, article cité.

Tout en reconnaissant l'importance des recherches faites dans le sens de MM. Breschet et
Cruveilhier, je ne puis partager la manière de voir
ni de l'un ni de l'autre.

On peut objecter à M. Breschet que sa théorie
est inadmissible pour le très grand nombre des
tumeurs cancéreuses dues à une altération d'un
ou de plusieurs tissus, sans la présence d'un produit nouveau de sécrétion.

On peut faire remarquer à M. Cruveilhier qu'on
rencontre assez souvent des masses cancéreuses
dans le cerveau, quoique la composition de la
substance médullaire et corticale de cet organe ne
manifeste pas la présence du tissu fibro-celluleux.

De nouveaux efforts sont donc nécessaires pour
atteindre le but auquel nous aurions tant d'intérêt
à parvenir.

L'étude attentive d'un grand nombre de faits
me porte à penser que la grande difficulté de la
guérison du cancer confirmé tient, 1º à ce que
celui-ci, quel que soit son siége, est toujours lié à
une cause générale, ou, plutôt, à la lésion
d'un tissu existant dans toutes les parties susceptibles de cancer ; 2º à ce que cette cause générale
est encore inconnue.

S'il n'existait pas une cause générale, comment
se pourrait-il que des tumeurs cancéreuses se
développassent en même temps dans plusieurs

organes ? Pourquoi le cancer détruit dans un point se montre-t-il si fréquemment et si promptement (1) dans un ou plusieurs autres, lorsque, comme dans le cas de la malade que j'ai perdue à la suite de l'ablation d'une glande mammaire dégénérée, la dureté et la sécheresse de la tumeur ne permettent pas de croire au transport de la matière cancéreuse ?

Il est vrai que l'on a souvent attribué la mort de certains opérés à des cancers intérieurs que l'ouverture des cadavres n'a pu constater. Mais, alors encore, on peut demander pourquoi une opération, d'ailleurs heureuse, et qui, faite dans une autre circonstance, n'aurait produit aucune altération durable de la santé, a été suivie de la mort, si ce n'est parce que la disposition générale à laquelle était liée la maladie qui l'a nécessitée, a continué de porter le trouble dans l'économie.

Il résulte des considérations précédentes que,

---

(1) M. Corbin, élève interne à l'Hôtel-Dieu, a rapporté, dans une des dernières séances de la nouvelle Société d'instruction médicale, qu'étant élève à la Charité, il a vu l'ablation d'un testicule cancéreux être si rapidement suivie du développement d'une tumeur de même nature, dans la région cervicale, que les six semaines nécessaires pour obtenir la cicatrisation de la partie opérée ont suffi pour donner un volume considérable à l'altération organique du col. La crainte d'abréger les jours du malade a empêché de pratiquer une seconde opération, qui, d'ailleurs, présentait bien peu de chances de succès.

pour combattre efficacement un cancer confirmé, il faut attaquer la diathèse cancéreuse, dont il n'est, en quelque sorte, qu'un symptôme.

Dans ce but, aurons-nous recours à cette longue série de remèdes plus ou moins vantés, dont le nombre atteste l'inutilité? ou bien, nous livrant à une étude réfléchie des lésions anatomiques, et, en même temps, des causes, des symptômes, de la marche, des moyens curatifs, des suites de la maladie, chercherons-nous, dans l'espoir d'arriver à un traitement rationnel, à déterminer quel est le tissu primitivement et principalement malade?

Si nous poursuivons cette idée (1), nous remar-

----

(1) C'est à tort que l'on a admis, pour rendre raison de la formation du cancer, l'existence de tel ou tel agent occulte. Une semblable cause ne doit jamais être admise dans la science que quand les causes connues ne suffisent pas pour nous donner la clé des phénomènes. Étudions donc ces causes; cherchons à connaître toute l'étendue de leur action, avant de supposer que cette action n'est pas assez puissante pour produire ce que nous voyons.

Personne aujourd'hui ne voudrait soutenir la réalité du virus cancéreux. Il suffit de donner à ce mot la signification restreinte qu'il doit avoir pour rendre impossible toute nouvelle discussion à ce sujet. Un virus est une matière sécrétée, qui, déposée à la surface des parties saines, ou introduite au sein de ces mêmes parties, y reste d'abord inaperçue, puis y détermine, au bout d'un temps plus ou moins long, une affection semblable à celle qui lui a donné naissance.

Dans le cancer, on ne voit rien de semblable. Les expériences faites par MM. Biet, Alibert et Dupuytren, ne laissent aucun doute à ce su-

querons qu'une cause générale ne peut exister que dans un ou plusieurs des tissus généraux, c'est-à-dire dans les tissus nerveux, sanguin, cellulaire, lymphatique, ou bien encore dans le sang et la lymphe, qui pénètrent aussi tous ou presque tous les points de l'économie.

La question se réduit donc à rechercher, sans quitter la voie de l'observation, quel est celui de ces tissus ou celui de ces liquides qui paraît primitivement et principalement affecté dans les cancers que tout nous porte à regarder comme confirmés.

1o *Système sanguin.* Aucun auteur jusqu'ici ne s'est avisé de soutenir que les tumeurs vraiment cancéreuses fussent exclusivement formées par des vaisseaux sanguins. L'observation directe repousse tout-à-fait cette hypothèse. Ce n'est que lorsque les tissus altérés présentent cet aspect décrit par Laënnec sous le nom de tissu encéphaloïde, que l'on aperçoit quelques vaisseaux. Dans le squirrhe proprement dit, ils semblent, au moins ordinairement (1), avoir disparu par la compres-

---

jet. Le dernier praticien que je viens de citer, porté d'abord à admettre une opinion favorable à l'existence du virus cancéreux, a depuis reconnu son erreur. (Voir l'excellent article que M. Ratier a publié sur les virus. *Journal général de médecine*, février, 1828.)

(1) M. Delpech, en examinant une tumeur cancéreuse du sein, l'a trouvée formée par un tissu squirrheux, très dur dans tous ses points, d'une consistance approchant de celle du cartilage, veiné de blanc,

sion exercée sur eux, soit par les parties voisines engorgées ou hypertrophiées, soit par le produit de nouvelles sécrétions. Quelques-uns ne reparaissent que lorsque la maladie étant plus avancée, le ramollissement s'opère et permet le cours du sang à travers des vaisseaux plus ou moins long-temps obstrués, et dont les parois ne paraissent alors formées que par une membrane extrêmement mince (1).

Lorsqu'il n'existe dans les tumeurs cancéreuses aucun vaisseau sanguin, deux cas peuvent se présenter : ou bien on rencontre dans les parties malades des cavités plus ou moins nombreuses, d'une étendue variable, quelquefois tapissées d'un véritable kyste et remplies tantôt d'un ichor limpide, tantôt d'une matière brune et fétide, quelquefois

---

parcouru dans deux ou trois points par deux petits vaisseaux sanguins du calibre d'une petite aiguille à coudre, qui plongeaient dans la tumeur, mais qui n'y subissaient aucune altération, ainsi que l'auteur parvint à s'en convaincre en suivant très exactement par la dissection ces vaisseaux dans leur trajet. Des coupes, faites en divers sens dans le tissu malade, firent apercevoir de petits épanchements sanguins, qui pourtant ne correspondaient à aucun des vaisseaux qui pénétraient la tumeur.

(2) M. Andral fils a pu constater, dans des foies contenant des masses encéphaloïdes, que les vaisseaux qui parcourent ces masses, et dont on a tiré un si grand parti en les considérant comme un caractère de ce prétendu tissu accidentel, appartiennent au tissu du foie dont ils sont un reste.

d'une matière gélatineuse rosée, et le plus souvent d'une matière sanguinolente ou de sang pur. Ne peut-on pas croire alors que le sang, n'étant pas maintenu dans ses vaisseaux, s'épanche dans les mailles du tissu cellulaire et y constitue ces accumulations d'un liquide plus ou moins altéré? Ce qui rend cette opinion plus vraisemblable, c'est que M. Delpech a remarqué que le nombre et l'étendue de ces cavités sont le plus ordinairement en rapport avec l'ancienneté et les progrès de la tumeur, ou plus exactement avec les probabilités de l'ulcération prochaine du cancer.

Dans le second cas, le sang ou les liquides qui semblent résulter de sa décomposition, ne sont plus renfermés dans des loges particulières : ils parcourent les mailles de la tumeur cancéreuse, et ne tardent pas à se frayer une issue au dehors, s'il n'existe aucun empêchement (1). Cette disposition organique explique, et ces hémorrhagies à la surface de masses cancéreuses ne renfermant aucun

---

(1) Rouzet a vu, à l'hôpital Saint-Eloi de Montpellier, un homme affecté d'un énorme ulcère cancéreux, situé à la joue gauche, lequel fournissait tous les jours des hémorrhagies assez copieuses, qui semblaient résulter d'une véritable exhalation de toute la surface de l'ulcère..... Le malade succomba, en trois jours de temps, à une fièvre ataxique. L'organe cancéreux fut trouvé entièrement squirrheux, ayant la consistance du lard. *L'examen le plus minutieux ne put faire apercevoir dans son intérieur la moindre trace de vaisseaux sanguins.*

vaisseau, et ces petites poches sanguines qu'on rencontre si fréquemment dans ces altérations pathologiques.

Ainsi, il existe trois différences essentielles relativement à l'état des vaisseaux sanguins dans les tumeurs cancéreuses. Ou ces vaisseaux sont comprimés de telle sorte qu'ils perdent leur calibre et sont dans un état constant de vacuité, ou bien ils sont réduits à leur membrane interne, ou bien enfin ils ne forment plus qu'un cordon cellulo-fibreux, qui se confond plus ou moins avec le tissu cellulaire ambiant (1).

Dans tous les cas, ils sont loin de constituer une partie importante de la tumeur.

2° *Système lymphatique*. Si personne n'a avancé que l'engorgement des seuls vaisseaux sanguins composât les tumeurs cancéreuses, il est plusieurs auteurs qui, comme nous l'avons déjà dit, ont cherché à établir que cet engorgement, réuni à

---

(1) Il est impossible, en voyant cette destruction progressive de la circulation vasculaire dans les organes cancéreux, de ne pas se rappeler que cette même progression a été suivie par la nature en descendant l'échelle animale. On sait en effet que dans les crustacés les veines ne sont constituées que par une membrane interne. (Voir le beau travail de MM. V. Audoin et H. Milne Edwards sur la circulation des crustacés, Paris, 1827.) On sait aussi que dans les insectes le liquide nourricier n'étant plus renfermé dans un système particulier de canaux, occupe les lacunes que ces divers organes laissent entre eux.

celui des vaisseaux lymphatiques , constituait ces tumeurs. Cette assertion n'est qu'une hypothèse que ne confirme nullement l'inspection anatomique.

Une autre hypothèse plus insoutenable encore , et qui, cependant, a été mise en avant par un grand nombre de médecins (1) , c'est que les vaisseaux lymphatiques sont seuls affectés dans les maladies cancéreuses. Deux considérations suffiront pour nous faire sentir combien cette manière de voir est erronée : la première , c'est qu'on trouve assez fréquemment des masses cancéreuses dans le cerveau (2) , quoique l'anatomie n'ait pas pu encore y démontrer la présence de vaisseaux lymphatiques ; la seconde, c'est que la matière tuberculeuse est aussi rare dans les maladies cancéreuses qu'elle est fréquente dans les affections scrophuleuses , ce qui semble éloigner toute idée d'identité relativement au tissu principalement affecté dans ces deux maladies.

Frappé de la fausseté de l'opinion exclusive que l'on avait admise , Sœmmering déclara que , dans les dégénérescences cancéreuses , les vais-

---

(1) Sæmmering (*De Morb. Vas. absorb.*, p. 104) a donné l'énumération des auteurs qui ont regardé le système lymphatique comme exclusivement malade dans le cancer.

(2) Rouzet a rapporté (*Recherches sur le cancer*, pag. 236) huit observations de cancer dans le cerveau et dans le cervelet.

seaux et les ganglions lymphatiques ne sont jamais affectés que d'une manière consécutive. Encore, fit-il remarquer que les tumeurs secondaires, de nature vraiment cancéreuse, qui se développent dans les régions inguinale, axillaire, sous-maxillaire, ne sont pas toujours des transformations cancéreuses des ganglions lymphatiques ; le plus souvent ce sont des corps cancéreux isolés, renfermés dans les mailles du tissu cellulaire, comme l'auteur que je viens de citer a pu le constater, et comme Rouzet a pu le vérifier trois fois sur des malades de l'hôpital Saint-Éloi, à Montpellier.

Quelque curieux que soient les résultats de ces investigations, il n'en est pas moins vrai que c'est à tort que Sæmmering a affirmé que les ganglions et les vaisseaux lymphatiques n'étaient jamais affectés primitivement de cancer. La doctrine opposée a été solidement établie par Sabatier et Laënnec, par MM. Portal, Dupuytren et Boyer.

Dans ce conflit d'opinions contraires, quelle sera l'importance du rôle que nous ferons jouer au système lymphatique, dans la formation du cancer ? Le voici :

Les ganglions et les vaisseaux lymphatiques peuvent être affectés primitivement de cancer ; le plus ordinairement, ces organes ne forment qu'une partie peu considérable des masses cancéreuses ;

quelquefois enfin , le système lymphatique ne paraît prendre aucune part à la maladie (1).

3° *Système cellulaire.* Le tissu cellulaire formant la trame de tous nos organes, il est facile de concevoir que ses lésions puissent amener des désordres organiques plus ou moins graves dans toutes nos parties. Camper a établi le premier que le tissu cellulaire était le siége exclusif du cancer. De nos jours, cette opinion a été renouvelée par MM. Alibert et Broussais.

Je reconnais toute l'importance des altérations que subit le tissu cellulaire dans le cancer ; mais, je pense que c'est aller au-delà des faits que d'établir que tout cancer est composé exclusivement de tissu cellulaire ; il est certain, en effet, qu'un grand nombre de maladies présentent les altérations anatomiques, les causes, les symptômes, la marche, la terminaison d'un cancer, sans que le tissu cellulaire soit principalement modifié et même sans qu'il le soit du tout.

On pourrait, je crois, dire avec plus de raison que c'est dans les mailles du tissu cellulaire que se déposent les produits de sécrétions anormales

---

(1) Le temps n'est pas éloigné où, à l'exemple de MM. Desgenettes et Allard , on accordera de nouveau à l'étude du système absorbant , toute l'importance qu'elle mérite.

que l'on rencontre assez fréquemment dans les tumeurs cancéreuses.

4° *Le sang*. Quelques faits, dus à des observateurs ingénieux, semblent devoir nous faire penser que le sang contribue, dans quelques cas, au développement des tumeurs cancéreuses.

M. Velpeau (1) a trouvé une masse de matière dite encéphaloïde dans un caillot fibrineux. Ce caillot occupait la veine cave inférieure chez un sujet dont tout l'abdomen était rempli de tumeurs cancéreuses.

M. Bouillaud (2) a aussi rapporté une observation dans laquelle, en même temps qu'il existait un cancer dans un rein, il rencontra une matière cérébriforme dans la veine émulgente correspondante et dans la veine cave inférieure.

Ces observations ne nous montrent le sang que comme agent de transmission de la matière cancéreuse. Mais un fait recueilli par Blancard tendrait à prouver que la matière cérébriforme peut se développer dans le sang, ou n'est, suivant l'idée singulière de Maunoir de Genève, qu'une déviation vers telle ou telle partie des matériaux du sang, destinés à réparer les pertes du cerveau. Cette idée

---

(1) *Revue médicale*, février 1825.

(2) *Journ. complém.* du *Dictionn. des sc. médic.*

acquiert quelqu'importance quand on se rappelle que M. Chevreul a trouvé dans l'analyse du sang une matière qu'il a appelée *cérébrine*, d'après son analogie avec la substance cérébrale.

Quoi qu'il en soit, voici l'observation de Blancard :

Sur le cadavre d'un individu mort à la suite d'un anévrysme de l'aorte ventrale, cet auteur trouva dans la veine cave descendante une masse de matière encéphaloïde, sans qu'il existât de tumeur de même nature dans aucune autre partie de l'économie. Les expressions sont si précises, qu'elles ne peuvent laisser aucun doute. *Vena cava descendens materiâ adiposâ et medullæ instar repleta erat.*

De pareils faits méritent d'attirer l'attention des observateurs ; mais il ne faut en tirer aucune conséquence exagérée. Si le sang contribue, d'une manière active, à la formation des masses cancéreuses, il faut avouer franchement que c'est par un mécanisme qui, jusqu'ici, nous échappe entièrement.

5° *La lymphe.* Ceux qui veulent faire consister les tumeurs cancéreuses dans de la lymphe coagulée à l'intérieur ou à l'extérieur des vaisseaux lymphatiques, pourront appuyer leur opinion sur un grand nombre d'autorités. Ainsi, ils pourront s'entourer du témoignage de Boerhaave, de Petit, de Ledran , de Vicq-d'Azir , etc. Heureusement , nous sommes dans un temps où un fait bien observé est plus puissant en faveur d'une doctrine que dix témoignages. Or, ici l'observation directe nous laisse dans une parfaite ignorance sur la part que prend la lymphe dans les masses cancéreuses. S'il est prouvé que de nouveaux produits de sécrétion augmentent souvent le volume de la tumeur, il n'est nullement établi que ces matières , qui offrent des aspects très variés , soient toujours et exclusivement de la lymphe. De plus, il est essentiel de faire remarquer que , parmi les auteurs qui ont regardé la lymphe comme constituant à elle seule les tumeurs cancéreuses , il en est qui ont fort bien senti que ce n'était pas dans ce liquide qu'il fallait chercher le principe , le point de départ de la maladie, de la désorganisation. La lymphe , a dit Quesnay (1) , n'est pas la cause primitive des tumeurs cancéreuses ; elle n'en est que la cause matérielle. Enfin, je dois répéter , pour combattre tout à la fois deux erreurs , l'une ancienne et l'autre moderne , que les liquides, plus ou moins plastiques , épanchés dans le tissu cellulaire , ne constituent pas essentiellement lés tumeurs cancéreuses , puisqu'un grand nombre

---

(1) *Mémoires de l'académie de chirurgie* , in-4°, t. 1, p. 99.

de celles-ci existent indépendamment de ces sécrétions anormales.

Le coup d'œil que nous venons de jeter sur les systèmes sanguin, lymphatique, cellulaire, sur le sang et la lymphe considérés comme coopérant à la formation des tumeurs cancéreuses, nous conduit à penser que ce n'est ni dans ces systèmes, ni dans ces liquides, que réside la cause générale du cancer. Aucun d'eux ne nous rend raison de toutes les lésions anatomiques ; aucun d'eux ne nous montre la liaison des causes les plus ordinaires du cancer et des effets qui en résultent ; aucun d'eux ne nous fait comprendre ni les symptômes, ni la marche, ni la terminaison, ni les suites des affections cancéreuses.

Envain me dirait-on que l'afflux sanguin peut expliquer tous les phénomènes. Je demanderais pourquoi cet afflux ne produit pas de cancer, ni dans l'enfance, ni dans la jeunesse ; je demanderais si les systèmes sanguin, lymphatique, cellulaire, si le sang et la lymphe pourraient seuls, et sans le secours du système nerveux, déterminer et entretenir cet afflux ; je demanderais surtout (car c'est là le point capital sur lequel je ne saurais trop insister) si les causes, les symptômes, la marche, le traitement, la terminaison, les suites des affections cancéreuses, sont d'accord avec cette hypothèse. Je ne répèterai pas les réponses qui doivent être faites à ces diverses questions : elles sont exposées avec assez de détails dans plusieurs endroits de ce Mémoire, et vont d'ailleurs être confirmées par ce qui suit.

6° *Le système nerveux.* Pour bien apprécier l'importance du rôle que joue le système nerveux dans le développement des affections cancéreuses, il faudrait étudier, avec le plus grand soin, ces maladies dans chacun des organes qui peut en être le siége. Je ne puis me livrer ici à un travail aussi étendu. Toutefois, avant de revenir au cancer de l'estomac qui nous occupe spécialement, et dont cette digression doit nous donner une connaissance plus approfondie, je dois étudier avec soin la pathologie générale du cancer, en la considérant principalement sous le rapport de la part que le système nerveux prend à la formation de cette cruelle maladie, et aux diverses phases de son existence.

Causes prédisposantes du cancer. — Tempérament. Le tempérament nerveux est le plus exposé au cancer : Terrier (1) et Viel-Hautmesnil (2).

Sexe. Le docteur Terrier a établi qu'on observait le cancer chez les femmes dix fois plus souvent que chez l'homme.

Habitation et genre de vie. Les habitants des

____

(1) Ouvrage cité.

(2) Thèse sur le cancer. Paris , 1807.

grandes cités sont plus exposés au cancer que ceux des villes inférieures ; ces derniers, plus que les habitants des campagnes (1).

Profession. La classe élevée de la société, malgré le petit nombre de ses membres, compte autant de victimes du cancer que la classe ouvrière (2).

Enfin, les événements politiques paraissent exercer une influence marquée sur la maladie qui nous occupe. Ainsi, on s'accorde assez généralement à dire qu'à l'époque de la révolution les cancers devinrent plus fréquents qu'ils ne l'avaient été auparavant. Une semblable remarque paraît avoir été faite à Lyon, lors du siége de cette ville (3).

Je me hâte de dire, qu'en rappelant ici ces propositions, émises par des observateurs estimés, je suis loin de m'exagérer leur valeur. Je sais qu'elles sont appuyées sur un trop petit nombre de faits ; je sais qu'elles sont le fruit d'une observation trop peu sévère, pour qu'elles doivent être regardées comme des axiomes. Mais j'ai pensé et je pense que, si seules elles ne sont pas d'un grand poids, elles peuvent, réunies aux considérations qui vont suivre, fortifier les conséquences qui découleront de celles-ci.

____

(1) Terrier, ouvrage cité.

(2) *Idem.*

(3) Mémoire de M. Montblanc, Actes de la Société de méd. prat. de Montpellier.

Causes occasionelles générales ou locales. —
Les causes générales du cancer sont des passions
tristes, des chagrins prolongés, la suppression
d'une hémorrhagie habituelle ou d'un exutoire.

Les causes locales sont un coup douloureux (1),
ou des applications irritantes sur un squirrhe in-
dolent, etc.

« Mais, dans toutes ces causes, dit Lecat, je ne
» vois d'abord aucune introduction de virus ; en
» second lieu, à examiner la chose de près, la for-
» mation d'une atrabile, d'un levain, d'un acide
» coagulant, etc., sont des imaginations sans aucun
» fondement. La seule chose donc que je trouve
» dans tout ce qui peut occasioner le cancer, c'est
» de l'irritation, de la douleur, de la tension et
» un éréthisme particulier (2). »

C'est à tort, comme le remarque Rouzet, que
l'on répète que la douleur, dans le cancer, est

---

(1) Une douleur fixe à l'épigastre, soit dans la région correspondante ou cardia, soit dans celle du pylore, fait soupçonner la formation d'un squirrhe dans ces parties; surtout si cette douleur, chronique
en quelque sorte, se perpétue à la suite d'une douleur aiguë, déterminée par le chagrin, par un coup, par une chute, ou par toute
autre cause connue. (*Séméiologie générale* de M. Double, tom. 1,
pag. 405.)

(2) Lecat, prix de l'académie de chirurgie, année 1732, p. 245.

inséparable du développement de la production organique, dont elle est un effet. La preuve, c'est que l'on voit très souvent la douleur avoir l'initiative sur l'altération organique.

Une femme avait des douleurs vagues et aiguës, qu'elle regardait comme rhumatismales ; elle s'aperçoit d'une douleur au sein gauche : une tumeur cancéreuse suit de près ; les prétendues douleurs de rhumatisme se taisent (1).

Un marchand, de Châlons-sur-Saône, ressentit au pied droit une douleur qui monta à la jambe, à la cuisse, de là à la hanche, puis dans le côté, et enfin au sein, qui devint cancéreux (2).

L'observation suivante, que rapporte Flajani (3), me paraît bien propre à faire apprécier la vraie nature de ces douleurs, et nous montre bien clairement la maladie commençant par le système nerveux, et amenant ensuite l'altération des autres tissus.

Une femme, âgée de vingt-six ans, portait une tumeur cancéreuse du volume d'un œuf d'oie, située à la partie supérieure de la mamelle gauche. Flajani en fit l'extirpation. La plaie fut bientôt

---

(1) Pouteau, *OEuv. posth.*, t. 1, p. 58.
(2) *Idem.*
(3) *Collezione d'observazzioni e reflessioni di chirurgia*, tom. 1, pag. 256.

cicatrisée. La malade jouit d'une santé parfaite l'espace de deux années. A cette époque, une douleur que l'auteur croit d'abord rhumatismale , se fait sentir *au côté gauche du cou ;* elle s'étend ensuite sur l'épaule et sur le côté gauche de la poitrine. L'on s'aperçoit bientôt qu'une petite tumeur soulève la cicatrice ; elle s'accroît et acquiert en peu de temps le volume d'un œuf de poule. Flajani entreprend de nouveau l'opération : la cicatrisation se fait. Toutes les douleurs disparaissent. Les menstrues, dont la suppression avait lieu depuis trois mois, coulent comme auparavant.

L'année suivante , les douleurs se renouvellent dans le lieu même de la cicatrice ; une petite tumeur s'y développe, passe à l'ulcération, et laisse échapper une sanie sanguinolente, fétide. Les menstrues se suppriment une seconde fois ; il survient une fièvre lente , accompagnée d'une toux sèche, qui empêche la malade de reposer la nuit ; elle meurt.

Cette observation me semble importante , en ce sens qu'elle nous montre un cancer au sein, précédé de douleurs, d'abord dans le plexus cervical superficiel, ensuite dans les rameaux sus-acromiens du même plexus ; puis, au moyen des anastomoses, dans les branches thoraciques du plexus brachial. Ici, la liaison des phénomènes paraît , en quelque sorte, à découvert, tandis que la plupart du temps elle échappe à nos investigations.

Des faits, sinon semblables, au moins très analogues, ne sont pas très rares dans la science. S'ils ne sont pas aussi coucluants, ils sout cependant dignes de toute notre attention. Ainsi, on a vu des cancers qui se sont développés pendant l'existence du tic douloureux (1), ou quelque temps après sa guérison (2) ; d'autres fois, le cancer a succédé à une aliénation mentale (3). Enfin, M. le professeur Delpech a vu des accès d'épilepsie et un tétanos chronique précéder le développement d'une tumeur cancéreuse, cesser à l'apparition de ce phénomène morbifique, et se reproduire à la destruction de celui-ci, pour disparaître de nouveau après le rétablissement de la suppuration dans l'emplacement où il avait existé (4).

Symptômes locaux. Il n'est pas besoin de dire que le cancer pouvant affecter tous ou presque tous nos organes, les symptômes locaux varient suivant l'organe affecté. La douleur seule accom-

---

(1) MM. Broussonnet et Lordat, au rapport de Rouzet.

(2) Masius, *Biblioth. méd.*, t. xix, p. 94. Voir aussi Selle et Fothergill.

(3) Dissertion citée de M. Terrier, p. 39.

(4) Delpech, ouv. cité, tom. iii, pag. 495.

pagne presque constamment le cancer , quel que soit son siége.

Cette douleur a été attribuée tour-à-tour à l'agacement des fibrilles nerveuses par des sucs extravasés , ou à la compression de quelque nerf. Le vice de ces théories, c'est que , bien loin d'être l'expression générale de tous les faits connus , chacune d'elles n'est applicable qu'à un petit nombre de faits particuliers.

Ne serait-il pas plus rationnel d'admettre que le système nerveux étant principalement affecté dans les maladies cancéreuses , il est tout naturel qu'il manifeste son trouble par des douleurs? Ces douleurs ont d'ailleurs, comme chacun le sait , des caractères tout particuliers.

Mais , ce ne sont pas seulement les parties avoisinant le cancer qui sont douloureuses , ce sont ces tumeurs elles-mêmes qui sont douées d'une grande sensibilité. On sait qu'elles douleurs annoncent et accompagnent le travail de l'ulcération; on sait même que long-temps avant que ce travail commence , il existe des douleurs spontanées, quelquefois très vives. Souvent la situation de la maladie éloigne toute idée de distension ou de compression d'un rameau nerveux, même peu important (1). Il est évident , dans ces cas , que

____

(1) Louis (*Mémoire sur les fongus de la dure-mère* , académie de

la tumeur est elle-même le siége et le sujet des douleurs qui l'accompagnent.

Les auteurs qui regardent le cancer comme un organe nouveau sont nécessairement fort embarrassés lorsqu'il s'agit de rendre raison de la sensibilité de la tumeur cancéreuse. Comment admettre, en effet, qu'un tissu accidentel qui a une vie propre et indépendante des parties au milieu desquelles il s'est formé, puisse manifester de la douleur autrement qu'en comprimant ou distendant les filets nerveux situés près de lui ?

M. Delpech, après avoir admis la sensibilité des tumeurs cancéreuses et cru reconnaître qu'aucun nerf ne les pénètre, résout la difficulté en déclarant que cette observation pathologique est une nouvelle raison de croire que les nerfs ne sont pas les seuls organes de la sensibilité (1).

Je pense que l'observation attentive des faits conduit à une opinion opposée, sous plusieurs rapports, à celle du célèbre praticien que je viens de citer.

D'abord, il n'est pas exact de dire qu'aucun filet

---

chirurgie , t. v, p. 15) rapporte qu'un fongus cancéreux de cette membrane provoquait des vomïssements, des hoquets, la petitesse et la concentration du pouls , chaque fois qu'il venait à être comprimé par les bords de l'ouverture faite au pariétal.

(1) Ouvrage cité, p. 504.

nerveux du système cérébro-spinal ne pénètre la tumeur. Lecat (1), M. Gendrin et moi avons observé le contraire. En second lieu, n'est-il pas démontré que les nerfs du trisplanchnique suivent partout les ramifications vasculaires? N'est-il pas également reconnu que ces nerfs de la vie nutritive acquièrent, dans certaines maladies, la faculté de faire éprouver des douleurs très vives? S'il en est ainsi, n'est-il pas rationnel d'attribuer la douleur des tumeurs cancéreuses aux nerfs appartenant aux tissus composant ces tumeurs, ou, du moins, compris dans leur intérieur? Cette théorie me semble résulter des faits, et s'accorde parfaitement avec nos connaissances physiologiques.

Symptômes généraux. Quel que soit le siége d'une tumeur cancéreuse, il est très ordinaire de voir des symptômes nerveux accompagner son existence. Hippocrate (2), Bordeu (3) et presque tous les auteurs qui se sont occupés du cancer, ont constaté la proposition que je viens d'énoncer. Le système nerveux, disent MM. Bayle et Cayol (4), est plus souvent affecté dans cette cachexie que

---

(1) Prix de l'académie de chirurgie, année 1732, in-4°, p. 249.

(2) *Hippocrato*, *de Morbis mulieribus*, lib. ii, pag. 273, édition de Haller.

(3) *Maladies chroniques*, édit. de 1774, p. 287.

(4) Article *Cancer* du *Dictionn. des sc. méd.*, p. 675.

dans aucune autre ; de là le malaise général , les douleurs vagues , l'insomnie et quelquefois les convulsions.

Marche. Les rémissions et les intermittences des accidents qui accompagnent les maladies cancéreuses sont telles qu'elles portent à admettre bien plutôt une affection nerveuse qu'une inflammation. Le cancer devient plus aigu , lorsqu'une irritation nerveuse occasionée , soit par des passions tristes , soit par des chagrins , soit par toute autre cause analogue , vient hâter les progrès du mal. Une autre remarque non moins importante , est celle faite par le docteur Terrier : il pense que la marche du cancer est d'autant plus aiguë , qu'il attaque des tissus plus sensibles.

Terminaison. Je ne puis que répéter ici ce que je viens de dire dans l'article consacré à l'examen des symptômes généraux , c'est-à-dire que les maladies cancéreuses finissent souvent par un trouble grave dans les fonctions du système nerveux. Un grand nombre de cancéreux , disent MM. Bayle et Cayol (1), meurent de fièvre ataxique.

Anatomie pathologique des tumeurs cancéreuses. Dans les maladies du système nerveux, les lésions de fonctions correspondent si peu aux altérations

____

(1) Article cité, p. 675.

de tissu, qu'on ne pourrait pas décider que les nerfs ne participent pas à la production d'une tumeur cancéreuse, quoique ces nerfs fussent trouvés dans l'état normal. Les faits suivants, au reste, me paraissent propres à lever tous les doutes.

Lecat a constaté, à plusieurs reprises, que la tumeur cancéreuse reçoit quelquefois des parties environnantes des filets nerveux membraneux, plus solides que le reste de la substance. Lorsque la concrétion, ajoute le célèbre chirurgien de Rouen, gagne ces filets, ce sont eux que l'on regarde comme racines du cancer, et qui, étant laissés, ont rendu les opérations infructueuses (1).

J'ai déjà dit que M. le docteur Gendrin a vu des nerfs hypertrophiés pénétrer dans des cancers du sein.

Enfin, je dois rappeler que j'ai vu un rameau gastriqne altéré pénétrer également un cancer du corps de l'estomac.

Ce petit nombre d'observations suffit pour nous faire voir que les tumeurs cancéreuses peuvent recevoir des nerfs du système cérébro-spinal. Sans doute, de nouvelles recherches sont nécessaires : elles ne seront probablement pas infructueuses. En attendant, ce qui précède suffit pour nous per-

____

(1) Prix de l'académie de chirurgie pour l'année 1732, p. 249.

mettre de croire au rôle important que joue le système nerveux dans les dégénérescences cancéreuses. La coqueluche, l'asthme, et une foule d'autres maladies nerveuses, ne présentent ni plus fréquemment, ni d'une manière plus évidente des altérations dans la texture des nerfs affectés.

Suites : Un point capital dans l'histoire du cancer, a dit M. le professeur Boyer (1), c'est que souvent après l'amputation de la partie dégénérée, le système nerveux éprouve un trouble grave dans ses fonctions, sans lésion organique sensible. On voit souvent alors la paralysie, l'épilepsie, le coma, etc. (2).

Moyens employés avec succès, soit pour guérir le cancer, soit pour le rendre stationnaire. — Si parmi ces moyens nous distinguons ceux qui paraissent agir sur la maladie primitive, de ceux qui ne sont dirigés que contre des effets, nous reconnaîtrons facilement que les remèdes qui ont été administrés utilement contre le cancer, ou qui du moins ont suspendu sa marche, sont surtout des modificateurs du système nerveux. C'est en agissant sur ce système qu'ont réussi l'opium,

---

(1) Traité des maladies chirurgicales, article *Cancer.*
(2) Voir aussi la dissertation inaugurale de M. Sarot, p. 8 et 9.

la jusquiame, la belladone, la ciguë, etc., etc. (1);
les moyens qui agissent sur les systèmes sanguin,
lymphatique et cellulaire sont loin d'avoir la même
importance.

De cet examen des causes, des symptômes, de la
marche, de la terminaison, des lésions anatomiques,
des suites, des moyens de traitement du cancer confirmé, semble donc résulter cette conséquence bien
digne de l'attention du praticien, savoir que, dans
cette maladie, le système nerveux est primitivement
et principalement affecté. Cependant, quelque
grande que soit la valeur de ces faits réunis, je crois
que de nouvelles observations sont encore nécessaires pour consacrer d'une manière absolue la
théorie qui en naît naturellement.

Le soin minutieux que nous avons mis à étudier
le cancer d'estomac dans tous ses détails nous permet de tirer à son égard des conclusions plus
positives.

Dans le cancer de l'estomac, le système nerveux est affecté le premier, ou du moins plus
essentiellement que les systèmes sanguin, lympha-

---

(1) Un fait, qui a paru tout-à-fait extraordinaire, me semble trouver
ici une explication plausible. Le docteur Easton, de Dublin, raconte
qu'une demoiselle ayant été renversée par la foudre, sans en être d'ailleurs grièvement blessée, vit disparaître peu de temps après, à sa grande
surprise, une tumeur squirrheuse qu'elle avait au sein, et qu'aucun remède n'avait pu résoudre. (*Annales cliniques de Montpellier*, t. xxv.)

tique et cellulaire. C'est sur le système nerveux ,
en effet , qu'agissent les passions tristes , les chagrins prolongés , l'abus des boissons alcooliques ,
les coups douloureux sur la région épigastrique, etc.
C'est à lui qu'il faut rapporter ces sensations , tantôt agréables et tantôt pénibles, qui se font sentir
au début de la maladie ; c'est lui qui , présidant
aux sécrétions et à la nutrition , donne une activité excessive , et fréquemment périodique, aux
follicules mucipares , détermine l'assimilation plus
ou moins anormale des molécules nutritives des-
tinées aux membranes et couches cellulaires de
l'estomac. C'est encore lui qui , provoquant la
contraction fréquente de la fibre musculaire , la
dispose à l'hypertrophie. Plus tard , il produit ,
non pas dans tous les cas , mais souvent, ces sécrétions morbides qu'on rencontre dans les mailles
du tissu cellulaire. Enfin , quel autre système que
le système nerveux peut nous rendre compte , et
de la marche intermittente de la maladie , et des
succès obtenus par les calmants ?

De tout ce qui précède , il résulte que , dans
l'état actuel de la science , le cancer confirmé de
l'estomac peut être défini : une altération de nutrition , et quelquefois de sécrétion d'une ou de
plusieurs membranes et couches cellulaires de ce
viscère , altération nécessairement liée à une mo-

dification du système nerveux, qu'on pourrait appeler *irritation cancéreuse* (1).

Cette modification du système nerveux diffère essentiellement de l'irritation inflammatoire, puisque ces deux irritations peuvent exister isolément et avoir des effets distincts. Elle ne rassemble pas non plus à l'irritation névralgique ; mais elle se rapproche de la lésion qui produit la névrose. La seule différence paraît consister en ce que l'irritation cancéreuse tend à produire des altérations de nutrition et de sécrétion, tandis que la névrose peut exister pendant très long-temps sans déterminer aucun résultat analogue.

En admettant cette définition, on voit de suite pourquoi on éprouve journellement une si grande difficulté à distinguer des tumeurs cancéreuses de l'estomac des tumeurs d'une autre nature : c'est

____

(1) J'ai choisi cette expression, qui me semble rendre assez exactement l'idée qui ressort du rapprochement des faits et des réflexions contenus dans ce Mémoire. En agissant ainsi, je croyais avoir fait une innovation, qui avait besoin d'être consacrée par l'expérience pour acquérir toute la valeur qu'elle me paraît mériter. Ce n'est donc pas sans une surprise aussi agréable qu'imprévue, que j'ai trouvé dans Lecat (Mém. cité, p. 256) une expression très analogue pour rendre la même idée. Lecat a désigné, sous le nom d'*Eréthisme chancreux*, ce que j'appelle irritation cancéreuse. Rien de plus propre à fortifier ma conviction, que de voir mon opinion adoptée par un auteur qui s'est spécialement occupé du cancer, et qui a montré, dans sa pratique comme dans ses écrits, tout le pouvoir de l'alliance d'une rare sagacité et d'un vaste savoir.

parce que la seule différence entre les unes et les autres tient à l'existence ou à la non existence de l'irritation cancéreuse, dont les signes échappent à nos recherches, non-seulement pendant la vie des malades, mais même après leur mort.

Si la définition proposée ne rend pas encore le diagnostic aussi facile et aussi sûr qu'on pourrait le désirer, au moins doit-on reconnaître qu'elle fournit pour le traitement une indication plus précise que les théories adoptées jusqu'ici.

Pour combattre le cancer confirmé de l'estomac, c'est le système nerveux qu'il faut attaquer.

On n'aura le droit de déclarer cette maladie incurable, que quand on aura essayé contre l'irritation cancéreuse tous les moyens capables de modifier profondément le système nerveux qui en est le siége.

CONCLUSIONS.

Le cancer de l'estomac est une altération de nutrition, et quelquefois de sécrétion, d'une ou de
plusieurs des membranes et couches cellulaires de
cet organe, altération essentiellement liée à une
modification particulière du système nerveux,
qu'on pourrait appeler irritation cancéreuse.

Certaines tumeurs de l'estomac ne diffèrent des
tumeurs cancéreuses avec lesquelles on les confond, qu'en ce qu'elles ne dépendent pas, comme
celles-ci, de la modification du système nerveux
que nous avons signalée.

Ces deux espèces de tumeurs, d'un aspect semblable, mais d'une nature différente, sont formées
par les membranes et couches cellulaires plus
ou moins augmentées de volume et indurées,
avec ou sans la présence de produits provenant de
sécrétions anormales.

Ni les unes ni les autres ne présentent de tissu
squirrheux ou encéphaloïde, distinct des membranes ou des couches cellulaires diversement altérées.

Celles de ces parties qui s'éloignent le plus de l'état normal, sont le tissu cellulaire sous-muqueux, la membrane musculaire et la membrane muqueuse.

On rencontre surtout les tumeurs dites cancéreuses au pylore et au cardia, c'est-à-dire dans les endroits où normalement la membrane musculaire est le plus épaisse et le plus active, où les follicules mucipares sont plus nombreux et plus prononcés, où la couche cellulaire sous-muqueuse présente plus d'épaisseur. Leur siége le moins fréquent est le grand cul-de-sac, ou existent des conditions opposées de la membrane musculaire, des cryptes muqueux et du tissu cellulaire sous-muqueux.

La couche cellulaire sous-muqueuse, la membrane musculaire, la trame de la membrane muqueuse, ses follicules mucipares peuvent présenter isolément ou primitivement les caractères attribués au cancer.

Quand on examine quelle part prend chacun des éléments anatomiques de l'estomac dans la composition des tumeurs dites cancéreuses, on voit que les systèmes cellulaire, musculaire, sanguin, nerveux, probablement aussi le système lymphatique, constituent ces tumeurs.

L'étude des causes, des symptômes, du traitement de ces maladies, montre que ce sont surtout les systèmes nerveux, sanguin et musculaire qui sont mis en jeu.

Le cancer de l'estomac et la gastrite chronique présentent les mêmes altérations organiques. Ces deux affections ne sont cependant pas identiques, puisqu'un grand nombre de tumeurs cancéreuses se développent sans inflammation : ce sont toutes celles dues à une simple hypertrophie, ou à toute autre modification de nutrition et de sécrétion, indépendante d'un travail phlegmasique. Il faut ajouter que très fréquemment l'inflammation précède, accompagne ou suit la dégénérescence cancéreuse ; il y a alors complication.

Quoique plusieurs causes paraissent communes au cancer de l'estomac et à la gastrite chronique, on peut dire, en général, que les causes qui agissent spécialement sur le système nerveux appartiennent plus particulièrement au cancer de l'estomac.

Certains cancers et certaines gastrites chroniques peuvent offrir les mêmes symptômes. Mais il n'en est pas moins prouvé que, le plus ordinairement, le cancer de l'estomac présente, à son début surtout, les symptômes d'une névrose de cet organe.

Malgré les considérations qui peuvent porter à penser que le cancer confirmé est incurable, le traitement des tumeurs dites cancéreuses doit ce-

14

pendant être tenté, parce qu'il est impossible d'a
firmer *à priori* qu'elles sont réellement canc
reuses.

Le traitement sera purement palliatif pour ce
qui, ne voyant dans le cancer de l'estomac que
tissu squirrheux ou encéphaloïde, n'ont d'au
indication à remplir que de modérer les prog
du mal, que de prévenir ou de diminuer les dc
leurs.

Ceux qui regardent le cancer de l'estom
comme une forme de la gastrite chronique, cc
seilleront un traitement antiphlogistique.

Dans notre manière de voir, le traitement se
différent, suivant qu'on aura la certitude que
maladie est un cancer confirmé, ou suivant qu'
n'aura pas cette certitude. Dans ce second c
qui est beaucoup plus fréquent que le premi
nous établirons le traitement sur la connaissar
des différentes altérations anatomiques, mais
même temps sur la connaissance des causes vari
de ces lésions, sur celle des symptômes et
moyens thérapeutiques qui ont été emplo
avec succès contre ces redoutables affections.

Six indications se présentent surtout à rempl

1° Combattre la congestion sanguine qui a
commencer, qui peut entretenir ou aggraver
désordre;

2° Modérer ou prévenir la trop grande activ

des follicules mucipares, dont un travail excessif peut augmenter le volume;

3o Modifier le système nerveux affecté primitivement ou secondairement;

4o Eviter les contractions trop fréquentes des fibres musculaires de l'estomac, puisque l'exercice est la cause la plus puissante de l'hypertrophie des muscles;

5o Eviter ou faire cesser l'engorgement du tissu cellulaire sous-muqueux et sous péritonéal, et celui des vaisseaux lymphatiques;

6o Prévenir ou combattre les complications qui peuvent venir, soit d'une affection syphilitique, dartreuse, goutteuse, rhumatismale, soit de la suppression d'un ulcère ou d'un exutoire.

Tant qu'une tumeur de l'estomac peut être présumée exister indépendamment d'une diathèse cancéreuse, on doit, comme nous l'avons dit, chercher à pénétrer quelles sont les altérations organiques, quelles sont leurs causes, et opposer un traitement varié à des maladies différentes. Si, au contraire, on peut savoir, ou du moins soupçonner fortement que la tumeur de l'estomac est déterminée, entretenue ou aggravée par la diathèse cancéreuse, c'est cette diathèse qu'il faut combattre avant tout. La composition de la tumeur n'offre plus alors que des indications très secondaires. Le premier besoin est de connaître, ou

du moins de rechercher quel est l'élément anatomique qui, dans l'estomac comme dans les autres
organes, préside au développement de cette funeste disposition.

Une cause générale ne peut exister que dans un
ou plusieurs des tissus généraux, c'est-à-dire dans
les tissus nerveux, cellulaire, sanguin et lymphatique, ou bien encore dans le sang ou la lymphe,
qui pénètrent aussi presque tous les points de l'é-
conomie.

La question se réduit donc à rechercher quel est
celui de ces tissus ou de ces liquides qui paraît
primitivement affecté dans les cancers que tout
nous porte à regarder comme confirmés.

Un examen approfondi du rôle que jouent les
systèmes cellulaire, sanguin et lymphatique, du
rôle que jouent le sang et la lymphe dans le développement du cancer, nous porte à ne pas les
considérer comme renfermant la cause de la diathèse cancéreuse.

Un grand nombre des faits et des réflexions
contenus dans ce Mémoire nous engage à regarder le système nerveux comme étant primitivement et principalement affecté dans les cancers
en général, et spécialement dans celui de l'estomac.

On n'aura le droit de déclarer le cancer confirmé incurable que quand on aura tenté contre
ce que j'appelle l'irritation cancéreuse du système

nerveux, tous les moyens propres à la prévenir ou à la détruire.

L'expérience, en nous montrant l'efficacité des calmants, soit pour modérer, soit pour suspendre la marche du cancer, semble nous avoir indiqué la route à suivre pour arriver à des résultats encore plus satisfaisants.

En proposant ces corollaires du travail auquel je me suis livré, je n'ai eu d'autre but que de chercher à perfectionner la théorie et le traitement du cancer de l'estomac. Voulant, avant tout, la vérité, je recevrai, avec une égale reconnaissance, tout ce qui pourra servir à étayer ou à renverser les propositions que j'ai établies.

FIN.

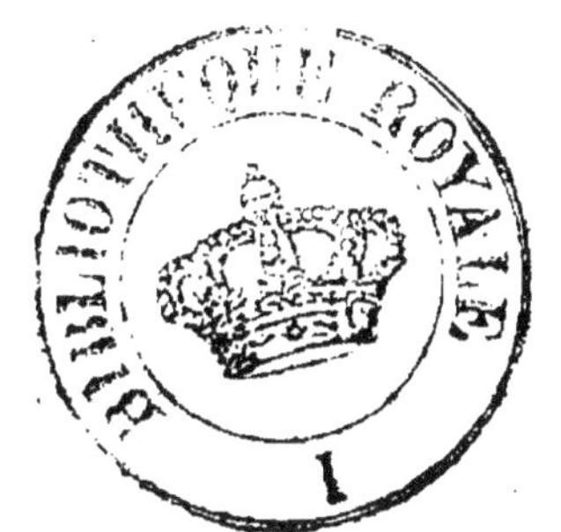

TABLE ANALYTIQUE.

CHAPITE PREMIER.

Définition du cancer de l'estomac.

nous entendons par le mot *cancer de l'estomac*. Dans le cours de ce Mémoire, nous rangeons sous cette dénomination des lésions de nature diverse, et que l'on confond, parce qu'elles présentent toutes les caractères attribués à ce qu'on appelle tissu squir-rheux ou encéphaloïde. Nous réservons le nom de *cancer confirmé* aux maladies essentiellement liées à une diathèse cancéreuse.

CHAPITRE II.

§ I.

§ II.

Eléments anatomiques des membranes et couches cellulaires de
l'estomac.

§ III.

Texture des membranes et couches cellulaires de l'estomac.

§ III.

Traitement du cancer de l'estomac.

CHAPITRE V.

Comparaison du cancer de l'estomac et de la gastrite chronique.

§ I.

Comparaison des lésions anatomiques du cancer de l'estomac et de la gastrite chronique.

§ II.

Comparaison des causes du cancer de l'estomac et de celles de la gastrite chronique.

§ III.

Comparaison des symptômes de la gastrite chronique et de ceux du cancer de l'estomac.

§ IV.

Comparaison du traitement de la gastrite chronique et du cancer de l'estomac.

Pages.

FIN DE LA TABLE.

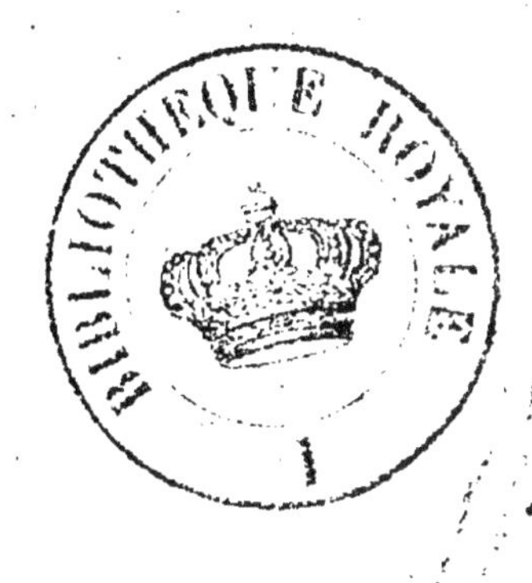